实用儿科疾病与超声诊断学

范小娇　张熙遥　李辉丽　郭　欢　郑谊梅　主编

U0333829

汕頭大學出版社

图书在版编目（CIP）数据

实用儿科疾病与超声诊断学 / 范小娇等主编.

汕头 ： 汕头大学出版社，2024. 6. -- ISBN 978-7-5658-
5352-4

Ⅰ. R720.4

中国国家版本馆CIP数据核字第2024G2Y917号

实用儿科疾病与超声诊断学

SHIYONG ERKE JIBING YU CHAOSHENG ZHENDUANXUE

主　编：范小娇　张熙遥　李辉丽　郭　欢　郑谊梅

责任编辑：陈　莹

责任技编：黄东生

封面设计：皓　月

出版发行：汕头大学出版社

　　　　　广东省汕头市大学路 243 号汕头大学校园内　　邮政编码：515063

电　　话：0754-82904613

印　　刷：廊坊市海涛印刷有限公司

开　　本：710mm × 1000mm　1/16

印　　张：14

字　　数：260 千字

版　　次：2024 年 6 月第 1 版

印　　次：2024 年 9 月第 1 次印刷

定　　价：88.00 元

ISBN 978-7-5658-5352-4

编委会

主　编

范小娇　呼和浩特市妇幼保健院
张熙遥　北京水利医院
李辉丽　海南省万宁市人民医院
郭　欢　新疆维吾尔自治区石河子市兵团第八师总医院
郑谊梅　威海市中心医院

副主编

乔春梅　内蒙古医科大学附属医院
廖伟兰　珠海市中西医结合医院
罗彦冰　海口市人民医院
塔　娜　新疆医科大学第二附属医院
王　泽　中国人民解放军联勤保障部队第九八五医院
宋鹏远　新疆医科大学第二附属医院
吴葆辉　衡水市人民医院

前　言

在医学的辽阔疆域中，儿科以其独特的挑战与潜在机会脱颖而出，成为一门深受瞩目的学科。作为专注于儿童健康与疾病研究的科学领域，儿科的独特之处在于儿童与成人之间的生理与病理特征存在显著差异。鉴于儿童身体发育尚未完善，其免疫系统相对脆弱，故在疾病面前，儿童往往需要更为精细化和个体化的医疗照护。因此，儿科疾病的诊断与治疗始终为医学界所瞩目，并备受关注。此外，随着医学技术的日新月异，超声诊断学以其无创、实时、动态的特性，逐渐在儿科疾病的诊断中占据不可或缺的地位。相较于传统的诊断手段，超声诊断不仅能够更为清晰地揭示患儿内部器官的结构细节，而且能够在不干扰患儿正常生理状态的情况下，实时追踪病情的动态变化。因此，将超声诊断技术应用于儿科疾病的诊断之中，不仅能够提升诊断的精确性，还有助于减轻患儿的痛苦，为他们带来更为温和与高效的医疗体验。

本书正是基于这样的背景，将儿科疾病的临床实践与超声诊断技术相结合，并且详细介绍现代超声诊断学的理论基础，包括超声诊断的物理基础、超声临床诊断及专业术语以及现代超声新技术的具体认知。同时，本书针对新生儿常见疾病、儿科心血管疾病、循环系统疾病、消化系统疾病、泌尿系统疾病、内分泌疾病、神经系统疾病等儿科常见疾病进行全面而细致的阐述，具有一定的科学性与研究性。

本书由范小娇、张熙遥、李辉丽、郭欢、郑谊梅担任主编，由乔春梅、廖伟兰、罗彦冰、塔娜、王泽、宋鹏远、吴葆辉担任副主编。本书具体编写分工如下：范小娇编写字数为 6 万字；张熙遥编写字数为 3.5 万字；李辉丽编写字数为 5 万字；郭欢编写字数为 2 万字；郑谊梅编写字数为 0.5 万字；乔春梅编写字数为 5 万字；廖伟兰编写字数为 2 万字；罗彦冰编写字数为 2 万字；塔娜、王泽、宋鹏远、吴葆辉负责全书统稿。

笔者在写作过程中，注重理论与实践的相结合，不仅深入剖析理论知识，还通过丰富的临床实践案例，让读者更直观地理解和应用所学知识。同时，本书还注重内容的实用性和可操作性，旨在让每一位读者都能从中获得实质性的收益。希望本书能为广大医学工作者提供一个全面、深入的儿科超声诊断参考资料。

目　录

第一章

现代超声诊断学的理论基础

第一节　超声诊断的基础知识

一、超声诊断的物理基础

超声是一种高频声波，其频率通常超过人类能听到的声波范围，即20kHz以上。因此，超声不可见也不可听。超声技术是一种利用声波在不同介质中传播速度和反射特性的原理来获取信息的高度精密的技术。声波在不同介质中传播的速度取决于介质的密度和弹性模量等特性，而当声波遇到介质边界时，部分声波会反射回来，而部分会穿透并被下一层介质所反射。这种反射和穿透的现象为超声技术提供了丰富的信息。在超声成像中，超声波通过被检测对象（如人体组织、机械零件等）传播，当超声波遇到不同密度或不同声阻抗的组织或结构时，部分超声波会反射回来，形成回波。这些回波包含了关于被检测对象内部结构的信息。超声探头接收到这些回波信号后，会将其转换成电信号，并通过计算机对这些信号进行处理和分析，最终生成图像或提取数据。

超声成像中常用的技术包括B超声、M超声和多普勒超声等。其中，B超声是最常见的一种成像技术，它通过记录超声波在被检测对象内传播的时间和强度来重建图像，从而呈现出被检测对象的内部结构。M超声则是一种实时成像技术，它可以连续地显示被检测对象的运动状态，常用于观察心脏和血管等器官的功能。多普勒超声则是一种利用多普勒效应来观察血液流动情况的技术，通过测量血液反射超声波的频率变化来计算血流速度和方向。除了成像技术外，超声技术还可以用于提取被检测对象的数据信息。例如，在工程领域，超声技术可以用来测量材料的厚度、密度、弹性模量等参数。通过发送超声波并记录回波的时间和强度，可以计算出被检测对象的各项参数，从而评估其质量和性能。

超声波在医学、工程和科学领域被广泛应用。超声检查也被称为超声成像，是一种非侵入性的检查方法，通过将超声探头放置在人体表面，利用超声波在组织中传播的特性，可以获取人体内部器官和组织的实时图像。这项技术在医学诊断中具有重要作用。通过超声检查，医生可以对各种器官进行检查，如心脏、肝脏、肾脏、甲状腺、乳腺等，以及对胎儿进行检查。超声检查可以用来发现和评估许多疾病和病变，例如，肿瘤、囊肿、结石、动脉狭窄、心脏瓣膜功能异常等。与传统的X射线检查相比，超声检查无辐射，安全性高，对患者没有副作用，因此在临床诊断中得到了广泛应用。此外，超声在医学中还有其他重要的应用。例如，超声引导下的穿刺术，医生可以利用超声图像指导下的穿刺技术进行组织或液体的采集，用于病理学检查或治疗。此外，在产科领域，超声技术也被广泛应用于孕产妇的产前检查和监测，以及胎儿的发育评估。超声技术的不断进步和改进，使其在医学领域的应用越来越广泛，为临床医生提供了更多的诊断工具和治疗方法。

二、超声诊断的原理阐释

（一）超声诊断的主要优势

超声诊断"是利用超声波的物理特性和人体器官组织声学特性相互作用后产生的信息，并将其接收、放大和信息处理后形成图形（声像图、彩色血流图）、曲线（M型心动图、频谱曲线）、波形图（A型）或其他数据，结合解剖、病理、生理知识和受检者的病史、临床表现与其他实验室或影像学等检查，综合分析，进行疾病判断的一种影像学诊断方法"[1]。超声诊断技术具备多项优势：①该技术具有非侵入性、无痛感和无电离辐射的特性，使其成为目前应用最为广泛的影像学诊断手段之一；②超声诊断能够实现实时成像，能够对动态界面进行动态成像；③该技术不仅能够提供病变组织的解剖结构信息，还能够反映血流动力学的变化；④超声诊断还能够获取多角度的断层图像；⑤超声诊断的定性和定位诊断准确率也在不断提高，特别是对于某些特异性的病灶；⑥超声诊断不需要使用造影剂，却能实现管腔造影的效果；⑦能够评估脏器功能，如心脏功能和胆囊的收缩能力等；⑧超声诊断能够迅速得出诊断结果，并支持进行多次随访检查。

（二）超声诊断的重要任务

1. 普查与诊断疾病

超声显像普查对妇女早期发现乳癌有一定意义，特别是对年轻妇女、妊娠

---

① 李艳，雷劲松，张英霞.医学超声诊断［M］.南昌：江西科学技术出版社，2019：27.

期或不宜接受X线照射者，超声诊断价值更大。随着超声显像仪分辨力的改善，对早期肝癌的诊断较为敏感，与CT类似，优于同位素。一般直径lcm以上的肝肿瘤即可显示，此时临床尚无任何症状和体征，甚至化验亦无异常，而B超一般较临床出现症状早2～3个月甚至1～2年以上发现早期肝癌病变，故可利用这一早期发现的优势及早处理，为外科手术可能性及手术方案设计提供重要参考依据，所以B超诊断可作肝癌普查的工具。

过去许多临床上难以发现及不能确诊的疾病，应用超声显像可以早期发现，并早期明确诊断口例如；眼科诊断非金属异物时，在玻璃体混浊情况下可以显示视网膜及球后病变。对心脏的先心病、风心病、心房黏液瘤的B超检查有特异性，可代替大部分心导管检查。还可根据心壁外液性暗区来确诊心包积液；根据室壁的厚度、左室流出道及二尖瓣曲线的改变来确诊肥厚型心肌病。此外对血管的通断、血流方向、速度的测定可广泛应用。早期发现肝占位病变的检出已达到直径lcm水平。可清楚显示胆囊、胆总管、肝管、肝内胆管、胰腺、肾脏、肾上腺、前列腺等，能检出有无占位性病变。尤其对积液与囊肿的物理定性和数量、体积等测定都相当准确。对各种管腔内结石的检出率高出传统的检查方法。对妇产科更解决了过去许多难以检出的疑难问题。如能对胎盘定位、羊水测量、单胎或多胎妊娠、胎儿发育情况及有否畸形、胎儿存活与否和葡萄胎等做出早期诊断。并能确诊附件有无囊肿（如卵巢囊肿或输卵管积水等）。

此外，介入超声的推广应用，在临床上发现和怀疑腹腔内有占位性病变，经B超证实者均可作超声引导下穿刺细胞学检查或组织学检查，这通常用于肝、肾、胆、胰等占位病变及腹部其他有关器官肿瘤的良性、恶性鉴别诊断，也适用于囊肿或脓肿的确诊。心脏超声造影与彩色多普勒，适用于多种心脏病和血管疾病，可确定心脏解剖结构，心内血液分流，观察静脉畸形引流，探测瓣膜关闭不合，心功能与血流动力学的变化等。特别是对心内血液分流者的确诊提供重要的依据。

2. 治疗与观察疗效

（1）肿瘤的治疗及疗效观察：目前已广泛采用超声引导下的治疗方法，包括向肿瘤内部注射酒精、抗肿瘤药物和干扰素等。治疗过程中，通过超声波成像技术对治疗效果进行实时监控，以便及时调整治疗方案。此外，超声技术在评估癌症手术切除和放射治疗的疗效方面也显示出其独特的优势，能够有效监测肿瘤的复发和转移情况，为临床治疗提供重要的参考依据。

（2）有关器官结石疗效观察：如肝胆系结石（包括体外碎石）非手术疗法的疗效观察。

（3）有关器官组织炎症感染、脓肿的抗感染治疗的疗效观察及胸水、腹水病人的穿刺定位和疗效观察。

（4）对于腹部脓肿（膈下脓肿、肝脓肿、肾周围脓肿、盆腔脓肿和肠间脓肿等）的超声引导下穿刺引流、排脓，可做脓液的培养和药敏试验并能用B超观察疗效情况。

（5）用于心脏病手术（如心脏瓣膜置换术、心房黏液瘤手术切除术）后的疗效观察。

（6）妇产科用B超来观察宫内胎儿发育迟缓（IUGR）治疗后的疗效观察及观察宫内胎儿生长发育情况。

第二节　超声临床诊断的专业术语

超声显像诊断是一门专门的学科，不同于临床诊断，也不同于病理诊断，超声显像诊断专业有自己的专业用语。超声显像诊断专业描述用语，力求简洁、明了、统一与规范，做到简明客观描述。超声显像诊断专业描述用语一般描述原则如下：

一、描述回声强度的术语

超声成像的物理原理基于介面反射现象。在超声显像诊断装置中，回声强度可通过不同方式展示：以波形高低表示即为A型超声，而以灰度深浅展现则称为B型超声。B型超声中，单个点的亮度用于体现回声的强弱，这一过程称为灰度调制。具体而言，回声强烈时，对应的像素会更亮；反之，回声较弱时，像素则相对较暗。从最明亮的像素到最暗淡的像素之间的亮度层级被称为灰阶，其级数取决于超声显像诊断仪内部存储器的容量，常见的灰阶级数包括16、32、64、128和256级，目前最多可达256级。现今临床使用的多种B型超声诊断仪均基于灰阶原理进行显像。在实际应用中，我们可以通过观察某区域内主要像素在灰阶上的位置，来评估并代表该区域的回声强度，从而实现回声强度分级的相对标准化，提高诊断的准确性和可靠性。

（1）强回声。反射系数＞50%，回声强度接近或等于灰标的最亮部位，后方常伴有声影，如胆囊结石或各种钙化灶。

（2）高回声。反射系数＞20%，回声强度介于强回声和中等回声之间，后方不伴声影，如正常肾窦或肝血管瘤。

（3）中等回声。中等回声又称等回声，正常成年人肝实质回声一般为中等回声，其回声强度接近或等于灰标中等亮度部位，即灰标的中间部位。

（4）低回声。回声强度介于中等回声和弱回声之间，如肾皮质的回声。

（5）弱回声。回声强度接近或等于灰标的最暗部位，开大增益，回声点（像素）增多，如肾锥体或正常淋巴结。

（6）无回声。均匀的液体内无声阻差异的界面，没有回声可见，增加增益也不出现噪声以外的回声，如正常充盈的胆囊和膀胱。

另外在日常工作中，对某些病灶回声强度的描述，有时需要与其病灶所在器官和部位的回声强度参照比较，如脂肪肝中的血管瘤，血管瘤应该是高回声，但与脂肪肝比较可能是低回声或等回声，这样描述"肝呈弥漫高回声，其内可见与肝回声相等（或高于肝或低于肝）的回声区"较为客观妥当。

二、描述回声形态特征的术语

回声形态特征是一个复杂且多样的领域，不同的形态反映了组织或结构的特定性质。

（1）点状回声。是一种直径极小，与仪器分辨力接近的回声点。在医学超声检测中，其直径通常约为2～3mm。这种回声点可能出现在各种组织或结构中，是超声检测中常见的回声形态之一。其大小和分布可以为医生提供有关组织或结构的详细信息。

（2）片状回声。它通常指的是大于点状回声的不规则小片状回声，也可以是大片状的回声。在某些病理情况下，如胸腔积液或腹水，超声检测可以显示出大片的无回声区，这就是典型的片状回声表现。片状回声的出现和分布可以帮助医生判断病变的范围和性质。

（3）团块状回声。这种回声占据的位置较大，通常来自实性组织。团块状回声的形态可以规则也可以不规则，大小也有所不同。其中，较小的团块状回声也被称为斑块状回声。有些学者提出，团块状回声的大小超过1cm，而斑块状回声的大小则超过0.5cm，这一划分可以为医生提供更为精确的参考。

（4）带状回声。这种回声形态似条带状，如果出现在积液或囊肿中，又被称为分割光带。带状回声的存在和形态可以揭示组织或结构内部的特定排列或结构。

（5）线状回声。这是一种非常细的回声线，常见于某些特定的组织或结构，如肝被膜。线状回声的清晰度和连续性对于医生判断组织的健康状况具有重要意义。

（6）环状回声。这种回声形态显示为圆形或类圆形的回声环，常见于某些特定的病理情况。环状回声的存在和形状可以为医生提供有关病变类型和严重程度的线索。

三、形象化描述回声形态特征的术语

回声形态特征在医学超声检测中占据着举足轻重的地位，它们如同无声的语言，描绘着人体内部的复杂世界。

（1）牛眼征，也被称为靶环征。它形如牛眼，常见于肝转移癌的超声图像中。中央的小圆形中高回声好似牛眼的瞳孔，周围环绕的环状低回声带则如同牛眼的虹膜，而团块中央的低-无回声区则像是牛眼的白眼珠部分液化坏死。这一特征形象生动，为医生提供了肝转移癌的典型超声表现。

（2）结中结征。像是大苹果中的小苹果，指的是在较大的肿瘤图像中，又出现了一个或多个小的结节。这些小结节边界清晰，回声高低不等，就像是大苹果中的小苹果，各有特色。

（3）驼峰征。像是沙漠中的驼峰。肝肿瘤从肝被膜上呈圆弧形隆起，形似驼峰，这一特征有助于医生判断肝肿瘤的位置和形态。

（4）血管绕行。像是河流中的支流。肝内血管因肿瘤挤压而改变了其正常的走行方向，形成了一种特殊的血管分布模式。

（5）晕征。像是天空中的晕圈。位于肿瘤周围的低回声环带就像是天空中的晕圈，多见于转移性肝癌，为医生提供了重要的诊断线索。

（6）提篮征。像是手中的花篮。肝肿瘤彩色多普勒显像中，肿瘤周围的血管血流彩图形似花篮，这一特征对诊断肝癌具有重要的价值。

（7）彩色镶嵌征。像是彩虹般的色彩混叠。它是由于血管狭窄区高速血流形成的色彩混叠伪差，为医生提供了血管狭窄的超声证据。

（8）双层回声。又被称为双边影，它就像是胆囊壁的双层结构，由于胆囊壁水肿而形成。这种特征在急性胆囊炎、肝硬化腹水的胆囊壁中尤为常见。

（9）彗星尾征。像是夜空中的彗星。声束遇到薄层强回声界面时产生的多重反射就像彗星的拖尾，常见于体内气体、金属或胆囊胆固醇沉积症。

（10）壁-强回声-声影征。像是包裹着石头的胆囊壁。萎缩、增厚的胆囊壁内包裹着结石的强回声以及后方有声影，这是诊断慢性胆囊炎伴结石的重要依据。

（11）超声墨菲征。像是触发了患者的疼痛开关。急性胆囊炎患者在做超声检查时，用探头压迫胆囊区会引起患者剧烈疼痛，这一特征与体检时出现的墨菲征相同。

（12）重力转移征。像是液体中的漂浮物，随着体位的改变而移动，如胆结石等固体物在液体中的移动，为医生提供了结石位置的重要信息。

（13）米老鼠征。像是可爱的米老鼠形象。在肝门区横断扫查时，下腔静脉、门脉、肝动脉和肝外胆管分别构成了米老鼠的身体、头部、左耳和右耳，这一特征有助于医生确认肝门区的复杂结构。

（14）平行管征。则像是并排而立的两根管子。扩张的胆管与伴行门脉形成了两个直径相似的平行管状回声，这是梗阻性黄疸的典型征象。

（15）通心面征。像是手中的通心面。胆道蛔虫、虫体界面线状回声和体腔无回声带形成的图像就像是一根根通心面，为医生提供了胆道蛔虫病的超声证据。

（16）假肾征。像是肾脏的幻影。较厚的低回声环包绕强回声，形成了类似肾脏的图像，这一特征多见于胃肠道肿瘤。

（17）脂液分层征。像是油水分离的现象。肿物内的液态脂质和积液形成了油液平面，就像是油和水在容器中自然分离一样，这一特征多见于囊性畸胎瘤等。

（18）肝肾分离征。像是被洪水冲散的邻居。正常人肝和右肾紧邻，但当出现腹水时，肝肾之间的距离增大，形成了肝肾分离的征象。

第三节 现代超声新技术

一、超声组织谐波成像

（一）超声组织谐波成像原理

1. 谐波的发生

（1）超声波的非线性传播：超声波在组织中传播的过程中，对组织产生正负压交替的机械作用。在声波正压区，组织密度增加，声波传播速度加快，而在声波负压区，组织密度减小，声波传播速度减慢。因此，随超声波传播距离的延长，声波峰值正压区逐渐接近峰值负压区，声波波形出现畸变。当超声波能量较低时，这种畸变尚可忽略。当超声波能量较高时，就会产生明显的波形畸变，这种现象称为超声波的非线性传播。

（2）谐波的形成：非线性传播引起的波形畸变，通过傅立叶转换就会发现波形的畸变使得超声波的频率发生改变。在原有频率f的基础上出现2f、3f、4f等频率的超声波。这里f为基波，2f、3f、4f等相应称为二倍（二次）谐波、三倍谐波、四倍谐波，其中二次谐波的能量相对较高，频率处于探头频段内，可用于成像。同样，在超声波发生界面反射时也包括非线性因素，特别在非线性比较强的场合，例如使用造影剂时，反射波的波形和入射波的波形不同，从而出现较强的谐波。

2. 组织谐波成像

（1）组织谐波成像的原理：谐波成像技术应用于非超声造影时称为自然组织谐波成像（NTHI）或组织谐波成像（THI）。THI是用一定频率的探头向组织发射单一频率为f_0的超声波，组织界面回声中有谐波成分，其中二次谐波的强度相对较大，接收时通过窄带滤波器滤除基波信号f_0，提取二次谐波（$2f_0$）成分。由于发射和接收的频率相差2倍，因此通常要求使用宽频探头和宽频信号处理技术。

（2）THI的优势和局限性：接收回声信号时滤过了基波信号，因此显著提高了成像的信噪比，明显降低了噪声，减少了斑点等伪像及旁瓣干扰，增强了组织对比度，提高了空间分辨力。但是，近场的谐波信号很弱，远场信号距探头距离远，频率相对较高的谐波信号衰减较大，原本较弱的谐波信号回到探头时，强度更弱，以致THI声像图的近场和远场的分辨力下降。

（二）组织谐波成像的临床应用

（1）提高病变或含液空腔的边缘分辨力。使用THI可以明显增加病变与周围组织分界的对比度，有利于发现病变并确定其范围。THI使胆囊和膀胱黏膜、心内膜边缘更为清晰，减少含液腔内的伪像。对提高黏膜病变和腔内异常回声的鉴别能力、提高心脏功能评价的诊断准确性有很大帮助。此外，THI对提高左心房血栓、瓣膜损害的诊断敏感性也有明显的作用。

（2）提高实质脏器病灶的检出率。实质器官内部分病灶与周围组织的回声差别较小，对比度较差，如肝硬化背景下的早期肝癌、胰腺内的小肿瘤等，常规声像图不容易发现，THI可以明显增加病变与周围组织的对比度，提高诊断的敏感性。

（3）消除超声伪像。THI对基波形成的多重反射、旁瓣伪像、斑点噪声有很好的滤除效果，对提高图像的清晰度，改善分辨力有重要价值。

二、超声造影（CEUS）

超声造影是指已在我国上市使用的微波超声造影剂（UCA）和低机械指数（MI）的超声造影成像技术。

（一）超声造影物理基础与成像原理

超声造影技术的物理基础是利用血液中超声造影剂气体微泡在声场中的非线性效应和所产生的强烈背向散射来获得对比增强图像。超声造影剂的气体微泡在不同强度（MI）的声场中会呈现不同的反应和变化。当MI较小时，会产生非线性谐波信号。利用微泡在低MI声场中的这一特性，采用不同的脉冲编码技术（同向、反向、序列脉冲编码等），选择性地提取由微泡造影剂产生的非线性谐波信号而滤除组织产生的线性基波信号，从而实现器官和组织的实时血流灌注显像，这就是目前临床常规使用的各种低MI实时超声造影成像技术的基本原理。当MI较高时，微泡会发生瞬间爆破，同时释放短暂而强烈的非线性谐波信号。通过发射高MI声脉冲瞬间击碎声场中的微泡，再转换至低MI条件，就能动态观察微泡造影剂的再灌注过程，定量评估器官、组织及病灶局部血流灌注情况。

超声造影显像技术与CT和MRI增强显像的最大区别是超声造影是纯血池造影显像。目前临床应用的超声造影剂为微气泡，粒径通常为2～5μm，经外周静脉注入后，能自由通过肺循环，再到体循环，到达靶器官或组织，但不能穿过血管内皮进入组织间隙，因此决定了超声造影是一种纯血池显影技术。

（二）超声造影检查准备及要求

（1）患者准备。患者进行腹部脏器超声造影检查时，应当空腹，避免胃肠道气体对图像干扰而产生漏诊及误诊。此外，胆囊在充盈良好的情况下，有利于诊断胆囊疾病。浅表器官如甲状腺、乳腺等超声造影检查，患者一般无须做特殊准备。

（2）医师准备。医师应了解患者的临床资料（病史、实验室和其他影像学检查）和检查目的，与患者本人和（或）家属说明情况，让他们签署知情同意书。

（3）造影剂的制备和使用要求。不同种类造影剂的分类、保存、制备方式不尽相同，不同脏器造影剂的使用方式也不一样，因此在使用前须认真阅读说明书，按照说明书的要求进行配制和使用。

三、组织多普勒成像

组织多普勒成像（TDI）是以多普勒原理为基础，通过特殊方法直接提取心肌运动产生的多普勒频移信号进行分析、处理和成像，对心肌运动进行定性和定量分析的一项超声显像新技术。

（一）多普勒效应基本原理

根据多普勒效应原理，组织运动也会产生多普勒频移。来自活体心脏的多普勒信息除了心腔内血液流动产生的高频（高速，10～100cm/s）、低振幅信号外，还包括心肌组织运动产生的低频（低速）、高振幅信号。传统彩色多普勒血流成像技术（CDFI）通过设置高通滤波器，将反映心肌运动的低频信号滤除，从而只显示血流信息。TDI则是通过增益控制器和低通滤波器，将血流的高频信号滤除，然后采用自相关信号处理等技术，对代表心肌运动的多普勒信号进行分析、处理和彩色编码，再以不同的显示方式加以成像。

（二）多普勒效应的临床应用

多普勒效应在临床医学中的应用已逐渐展现出其独特的价值，特别是在心脏功能的评估方面。多普勒时间域成像（TDI）作为其中的一项技术，已经在心脏收缩与舒张功能的评价、室壁运动的分析、心肌血流灌注的评估以及肥厚型心肌病的诊断等领域发挥了重要作用。

（1）TDI评价心脏收缩功能。在心脏收缩功能的评估方面，传统的左心室射血分数（LVEF）虽为一项重要的客观指标，但却受诸多因素如左心室腔几何形状的估计、内膜线的清晰程度以及操作者的经验等影响。而TDI技术由于其对胸壁和肺组织衰减影响较小的特点，在常规超声心动图显示不佳时，可以更好地测量心肌运动速度，从而客观地评价心脏的收缩功能。

（2）TDI评价心脏舒张功能。TDI在心脏舒张功能的评价中也显示出了高度的敏感性。通过PW-TDI测量左室后壁或二尖瓣环的舒张早期峰值速度（Em）、舒张晚期峰值速度（Am）及Em/Am，可以有效地反映左心室局部和整体的舒张功能。相较于常规的E/A比值，TDI技术更能准确地反映左心室舒张功能，且不受前负荷、心率、心房颤动等因素的影响。

（3）TDI评价室壁运动。TDI通过多普勒原理来反映室壁运动速度和方向，虽然会受到室壁运动方向和声束夹角的影响，但可以直接从心肌组织中提取频移信号，从而定量测量室壁运动速度，更精确、更直观地分析室壁运动。

（4）TDI评价心肌血流灌注。TDI在评价心肌血流灌注方面显示出了一定的优势，主要因为它能够提供精确的心肌运动速度和时间信息，有助于识别心肌缺血及评估其功能状态。

（5）TDI在评价肥厚型心肌病（HCM）中的应用。对于肥厚型心肌病的诊断，TDI技术也具有较高的敏感性和特异性。通过测量心肌运动速度阶差，可以评价局部心肌功能，区分生理性还是病理性左心室肥厚，并评价代偿性左心室肥厚向心力衰竭早期转变的情况。

（6）TDI对心脏电生理研究的作用。TDI在心脏电生理研究中也有一定的应用价值。基于高帧频TDI的曲线解剖M型技术可以作为检测、证实局域室壁异常运动的有效方法，从而用于检测心脏激动传导通路及异位起搏点的位置。

四、三维超声诊断

早期的三维超声成像技术主要通过连续的二维超声扫描，再通过计算机处理，以一定的顺序叠加图像，最终在荧光屏上显示出来。这种技术在心脏疾病的诊断和研究方面得到了广泛的应用。随着计算机技术的飞速发展和超声探头制作技术的显著提高，真正的三维超声成像技术在20世纪90年代得以问世。三维超声成像技术不仅适用于心脏疾病的诊断，还可以用于腹腔脏器病变的诊断，尤其在胎儿畸形的诊断方面具有显著优势。近年来，随着计算机技术的发展，三维超声成像技术取得了新的突破，引起了众多研究者的关注。

三维超声成像技术中，三维重建系统能够提供人体组织和器官的立体影像，有助于空间立体定位，提高空间分辨力，使定量分析更加精确。动态三维成像技术能够从各种角度观察心脏立体动态变化，已经成功应用于先天性心脏病的诊断。静态三维超声成像技术已在胎儿、血管、肿瘤、乳腺和前列腺等器官的临床应用研究中得到广泛应用。此外，腔内超声的三维成像技术不仅应用于血管系统，还可以通过腔内导管式探头获得输尿管的三维超声图像。腔内超声能够产生360°横断面图像，并在一定距离内移动，将众多断面图像进行数字化存储，再通过计算机重建构成三维图像，从而更好地显示血管、输尿管及周围的结构。

近年来，在三维超声成像扫描方式方面，已有不少新的改进，如二维矩阵探头以及自由臂扫查技术的应用。这些新技术使三维超声成像技术更加方便快捷。然而，三维超声成像技术的图像质量的影响因素比二维超声成像技术要多。三维超声成像因需要进行扇形或旋转扫查，骨骼、肺及其他含气脏器会对成像构成干扰。此外，三维超声成像的操作相对复杂、耗时较多，且成本较高，因此目前尚不能作为常规检查技术来应用。尽管如此，三维超声成像技术在提供立体影像、提高空间分辨力和定量分析精确性方面具有明显优势，有望在未来的医疗诊断领域发挥更加重要的作用。随着技术的不断发展和完善，三维超声成像技术有望成为医疗诊断领域的一种重要工具。

五、超声弹性成像

生物组织的弹性或硬度的变化与异常的病理状态相关，不同的组织以及同一组织的不同病理状态之间的弹性或硬度存在差异。传统的触诊是判断组织硬度直接简易的方法，其原理就是对目标施加压力，用手指感受来自组织的响应，以此主观粗略地判断组织的弹性。

（一）超声弹性成像的原理

弹性成像技术是探测组织内部弹性模量等力学属性的重要方法，超声弹性成像的基本原理是对组织施加一个外部的或内部（包括自身生理活动）的动态或静态激励，使组织产生位移（应变）或速度方面的响应。弹性模量大，即硬度大的组织响应幅度小，反之亦然。通过超声成像方法，捕获组织响应的信息进行计算机处理，并以数字图像对这种响应信息进行直观显示和量化表达，从而直接或间接地估计不同组织的弹性模量及其分布差异。

（二）超声弹性成像的技术

根据组织激励方式和提取信号的不同，超声弹性成像大致可分为基于组织应变的静态（或准静态）弹性成像和基于声辐射剪切波传导速度的剪切波弹性成像两大类。

1. 静态弹性成像技术

静态弹性成像技术，源于超声弹性成像的静态压缩应用，其核心原理是通过施加压力使组织产生应变，进而评估其硬度。因此，这一技术也被称作压迫弹性成像、应变图像或弹性图像。在实际应用中，不同制造商可能采用不同的实施方法，包括轻度加压与不加压两种主要方式。前者需要操作者手动或借助加压装置对探头进行反复压迫与释放；后者则利用生理活动（如呼吸、心脏收缩或血管搏动）对组织进行自然推压。

在数据采集环节，系统会分别记录组织在压缩前后沿探头纵向的边界位移信号和超声散射信号（射频信号）。随后，通过多普勒速度检测或复合互相关分析等高级算法，我们能够估计出组织内部不同位置的应变情况。进而，利用数值微分技术计算出组织内部的应变分布，并以灰度图或伪彩图的形式直观展示。通常，弹性系数较小的组织在受到激励后位移变化幅度较大，显示为红色；而弹性系数较大的组织位移变化幅度较小，显示为蓝色；弹性系数中等的组织则显示为绿色。这种色彩编码方式有助于我们间接了解组织内部的弹性模量分布，从而推断病变组织与周围组织的硬度对比情况。

心肌弹性成像技术的原理与静态压缩弹性成像类似，但侧重于利用心脏自身收缩和舒张时心肌沿探头径向的位移信息。通过这种方法，我们能够获得心肌的应变、应变率和速度等关键参数的空间分布及其动态变化。

2. 剪切波弹性成像技术

对组织压迫或施加低频振动时，组织内部剪切波将发生衍射现象，从而影响了成像效果。为了避免衍射的影响，可以采用声脉冲激励，利用脉冲（"推力波pushpulse"）声能加压，使组织内产生瞬时剪切波，使用超高频（10000帧/秒）的超快速超声成像系统采集射频数据，采用互相关方法来估计组织位移，从而得到剪切波在组织内的传播速度，其速度与组织的弹性模量直接联系。该方法也称瞬时弹性成像或者脉冲弹性成像。

六、其他新技术分析

（一）解剖M形成像

M型是由英文Motion Mode的首写字符而得名，故M模式能够看到运动状态的反射源随时间的变化。解剖M型成像不是在单一的声束线上获得的，而是利用数字扫描转换器（DSC）中的计算机技术，在帧频存储器中每一帧都取一个地址的信号，形成一条特定形状的取样线，最终读取显示出来，地址是扫查深度，信号是灰度信号，形成纵轴；每一帧都有一个时间差，形成横轴。这样我们就能获得任意形状的M形图像。但是如果超声设备档次较低，帧存储器所存帧数密度不够的话，就会在临床上得不到连续的M形图像。

（二）超声组织定征成像

超声组织定征是探讨组织声学特性与超声表现之间相互关系的基础与临床研究方法，是近年发展起来的一种无创性超声检测新技术，可对超声图像进行量化检测，以期达到区别不同组织、正常及异常情况以及辨别病变性质、程度的目的，具有较高的临床应用价值。但由于超声通过组织的传输和反射特性的复杂性，超声和组织相互作用的机制尚未明晰，只能从声速、声衰减、散射、组织硬度、回声强度、声学参数测量与组织成分的对照、超声显微镜等不同方面对超声组织定征进行探讨。其中，在国内研究较多且较有发展前途和实用价值的方法是射频法的超声背向散射积分和视频法的回声强度。背向散射参数测定技术是超声组织定征研究中相对较为成熟的方法，对诊断心脏疾病、肝病变等多种疾病，有良好的应用前景。但是，目前由于所使用的仪器及相关分析软件仍不完善，探头频率、增益、扫描深度及个体差异等因素的影响，使在不同研究对象间、不同的研究中甚至同一研究对象在不同时间的研究不具有可比性，难以标准化，以及目前所用分析软件的误差较大，组织的声学特性的角度依赖性等问题亟待解决，从而使研究结果的客观性、准确性等都存在问题，使其难以在临床上广泛应用。

（三）心肌应变和应变率成像

心肌应变和应变率成像是一种重要的医学成像技术，它主要利用斑点追踪成像或超声心动图（STI/STE）来评估心肌的运动状态和功能。通过这项技术，我们可以直接、实时地测量心肌的形变程度及其形变速率，从而定量评价心肌的局部功能。

心肌应变是指心肌在心动周期中的变形，它反映了心肌在张力作用下发生变形的能力。心肌应变通常包括纵向应变、径向应变和圆周应变，这些应变参数能够提供关于心肌收缩和舒张功能的详细信息。例如，纵向应变主要反映心肌在长度方向上的变化，而径向应变和圆周应变则分别反映心肌在径向和圆周方向上的变形情况。

心肌应变率则是指单位时间内心肌变形的速率，它代表了心肌纤维收缩性能的指标。应变率成像能够更准确地反映局部心肌的功能状态，因为它只与相对速度有关，受牵拉和心脏整体位移的影响较小。通过测量心肌应变率，我们可以了解心肌纤维在收缩过程中的动态变化，从而评估心肌的活力。

心肌应变和应变率成像技术具有广泛的应用价值。它们可以用于评估心肌梗死和心肌缺血等心脏疾病的定位和严重程度，帮助医生制定更精确的治疗方案。此外，这些技术还可以用于评估心脏移植后心肌的恢复情况，以及监测心脏疾病的进展和治疗效果。然而，需要注意的是，心肌应变和应变率成像技术虽然具有许多优点，但也存在一定的局限性。例如，这些技术受超声声速方向与室壁运动方向间夹角的影响，可能无法全面评价心肌的应变特征。此外，不同厂家采用的成像技术和参数设置可能存在差异，这也可能影响结果的准确性和一致性。

第二章

新生儿常见疾病与超声诊断学

第一节　新生儿呼吸疾病与超声诊断

　　新生儿呼吸疾病是新生儿期常见且危重的一类疾病，其发病率和病死率较高，严重影响新生儿的生命质量和生存率。新生儿呼吸疾病的诊断和治疗一直以来都是儿科医学的研究重点和难点。超声诊断作为一种非侵入性、无辐射的影像学检查方法，已广泛应用于新生儿呼吸疾病的诊断和管理。以下探讨新生儿呼吸疾病的病因、临床表现、超声诊断技术及其在临床中的应用，以期为临床医师提供有益的参考和指导。

一、新生儿呼吸疾病的病因

　　新生儿呼吸疾病的病因复杂多样，主要包括以下方面：

　　（1）肺部发育不良：早产儿由于胎龄不足，肺泡发育不完全，导致肺泡表面活性物质缺乏，容易发生新生儿呼吸窘迫综合征（NRDS）。此外，一些先天性肺部畸形如肺囊性病、肺发育不良等也可引起新生儿呼吸困难。

　　（2）感染：新生儿由于免疫系统尚未发育完全，易受细菌、病毒、真菌等病原体的感染，导致肺炎、败血症等疾病，从而引发呼吸系统症状。母亲产前感染如绒毛膜羊膜炎也可通过胎盘传播给胎儿，导致新生儿感染性呼吸疾病。

　　（3）肺循环障碍：新生儿期特有的一些肺循环疾病如新生儿持续性肺动脉高压（PPHN）等，可导致肺血管阻力增加，肺循环障碍，引发严重的呼吸困难。

　　（4）气道阻塞：气道阻塞是新生儿呼吸疾病的另一个重要原因。气道阻塞可由多种因素引起，如先天性喉软骨软化、气管狭窄、气道异物等。这些因素会导致气道通畅受阻，造成新生儿呼吸困难。

二、新生儿呼吸疾病的临床表现

　　新生儿呼吸疾病的临床表现多种多样，主要包括呼吸急促、呼吸困难、呼吸音异常、紫绀等症状。具体表现如下：

（1）呼吸急促。新生儿正常的呼吸频率为每分钟40～60次，当呼吸频率超过每分钟60次时，即为呼吸急促。呼吸急促常见于NRDS、肺炎、PPHN等疾病。

（2）呼吸困难。新生儿呼吸困难表现为鼻翼翕动、三凹征（锁骨上窝、肋间隙和剑突下回缩）、呼吸呻吟等。呼吸困难常提示呼吸系统存在严重问题，需要及时诊断和处理。

（3）呼吸音异常。新生儿呼吸音异常主要表现为呼吸音减弱、粗糙、啰音等。呼吸音减弱常见于肺不张、气胸等疾病；粗糙呼吸音多见于气管支气管炎；啰音则常提示肺部感染。

（4）紫绀。紫绀是由于血液中还原血红蛋白增加而导致皮肤和黏膜出现青紫色改变。新生儿紫绀常见于严重的呼吸疾病，如NRDS、PPHN等。

三、超声诊断在新生儿呼吸疾病中的运用

超声诊断技术由于其无创性、实时性和可重复性，已成为新生儿呼吸疾病诊断中的重要工具。

肺部超声可用于评估新生儿肺部病变的性质和范围。肺部超声在NRDS、肺炎、肺不张、气胸等疾病的诊断中具有重要作用。

（1）NRDS。肺部超声在NRDS的诊断中具有重要价值。NRDS的超声表现为双肺均匀分布的小点状或条状高回声区，类似"雪花"或"白肺"表现。肺部超声能够快速、准确地评估NRDS的严重程度和病变范围，为临床决策提供重要依据。

（2）肺炎。新生儿肺炎的超声表现为肺实变、肺泡充液、支气管充气征等。肺部超声能够明确肺炎的部位和范围，有助于指导抗感染治疗和病情监测。

（3）肺不张。肺不张的超声表现为局部肺组织塌陷，表现为实性高回声区，伴有气管偏移等征象。肺部超声可以快速识别肺不张，并评估其严重程度。

第二节 新生儿肺部疾病与超声诊断

一、新生儿感染性肺炎与超声诊断

（一）感染性肺炎概述

感染性肺炎（infectious pneumonia）是新生儿感染性疾病中最常见的疾病，也是新生儿死亡的重要原因之一。同时，感染可发生在宫内、分娩过程中或出生后，产前感染病原体经血行通过胎盘、羊膜感染胎儿或胎膜早破时病原菌从阴道上行感染胎儿，产时感染系胎儿在分娩过程中吸入了产道内被污染的羊水或母亲宫颈分泌物所致，产后感染的病原体主要通过婴儿呼吸道、血行或医源性途径传播。常见病原体为大肠杆菌、葡萄球菌、病毒（如巨细胞病毒、单纯疱疹病毒、风疹病毒、柯萨奇病毒、水痘病毒等）、克雷伯菌、李斯特菌、支原体和衣原体等。

1. 感染性肺炎的病因

（1）宫内感染：病原体主要为B族β溶血性链球菌、肺炎球菌、大肠杆菌、肺炎克雷伯菌、变形杆菌及巨细胞病毒、风疹病毒、单纯疱疹病毒等。

①母体感染：母亲有败血症、病毒血症、绒毛膜羊膜炎等时，病原体从母体通过胎盘屏障进入胎儿循环到达胎儿肺脏而引起胎儿感染性肺炎。

②胎膜早破：胎膜早破与胎儿、新生儿感染密切相关。既往认为胎膜早破时间越长，胎儿与新生儿感染发生率越高，程度也越严重。但近年来的调查结果表明，胎膜早破时间长短与新生儿感染性疾病发生率无相关性。胎膜早破时间≤24h者血培养阳性率为7.7%，24~72h者为7.2%，>72h者为9.6%，不同胎膜早破时间之间血培养阳性率差异无统计学意义（x^2=2.70，P=0.259）。胎膜早破所致新生儿感染的病原菌中，G*球菌的比例显著高于G~杆菌，其中表皮葡萄球菌、人葡萄球菌、肺炎克雷伯菌、大肠杆菌和溶血性葡萄球菌等细菌是胎膜早破后导致新生儿感染的常见菌种，共占血培养阳性的75.0%以上；真菌是胎膜感染导致早产儿感染的常见致病微生物之一。

③产科操作过多：过多的产科操作易致胎儿-新生儿感染，细菌可直接或通

过血行感染胎儿。

（2）产时感染：产时感染问题中，常见的病原菌主要包括G-杆菌（如大肠杆菌、变形杆菌、产气杆菌）、沙门菌以及B族β溶血性链球菌。这些病原菌的活跃存在对产妇的健康构成了严重威胁。首先，当第一和第二产程出现延长时，尽管胎膜并未过早破裂，但胎膜长时间处于极度紧张的状态，导致胎膜的通透性显著增加。这种通透性的增加为病原体提供了侵入的便利条件，从而增加了产时感染的风险。其次，急产情况也是导致产时感染的重要因素。在急产分娩过程中，由于时间紧迫，往往难以对分娩环境及器械进行彻底的消毒处理。这种不充分的消毒工作为病原体的存活和繁殖提供了可能，进而增加了产妇感染的机会。因此，在急产情况下，更需注重分娩环境的卫生和消毒工作，以降低感染风险。

（3）产后感染：是晚期新生儿肺炎的主要原因，病原体常为绿脓杆菌、肺炎克雷伯菌及某些致病力低的条件致病菌如葡萄球菌等。

①与呼吸道感染者密切接触：此时患儿吸入含有较多致病微生物的空气，各种病毒、细菌均可导致新生儿出生后感染。

②血行播散：新生儿皮肤黏膜破损感染及败血症等时，病原菌经血行播散至肺部。

③医源性感染：主要原因是各种侵入性操作过多或器械消毒不严、工作人员没有严格执行无菌操作、穿刺及护理过程中致婴儿皮肤完整性被破坏、婴儿室或病房内空气不流通致病原体聚集等。

2. 感染性肺炎的病理生理

病变主要在肺泡时，在病理学上可见肺泡壁充血、水肿、炎症细胞浸润，肺泡内充满渗出液，从而使肺泡弥散面积缩小、血气屏障膜厚度增大、弥散时间延长、气体弥散量减少。早期主要是氧的弥散受影响，后期则引起CO_2潴留。由于氧的弥散量减少，部分静脉血不能在肺内氧合即被输送到肺静脉、体循环动脉系统，导致动脉血氧分压降低，肺泡-动脉氧分压差（$A-aDO_2$）增大。重症肺炎时由于严重缺氧肺血管内皮细胞肿胀，肺血管痉挛麻痹，肺动脉压升高；肺毛细血管通透性增加，血液渗出及血流缓慢，肺通气血流比值失衡加重，从而导致进行性缺氧，严重时可导致肺出血。

当病变主要在细支气管、毛细支气管时，呼吸道管壁充血水肿、炎性渗出、分泌物增多，可引起细支气管痉挛及通气障碍。当呼吸道不完全阻塞时，空气的吸入多于呼出，可引起肺气肿、肺泡通气量减少及通气血流比值降低。呼吸道完全阻塞时，部分肺泡萎陷，发生肺不张，肺泡通气血流比值降低进一步加重，从而使缺氧愈加明显。

缺氧可间接刺激肺泡内牵张感受器，通过反射使呼吸增快、通气量增加以部分代偿缺氧，但当肺泡病变严重或呼吸道阻塞明显时，代偿效果也不佳，甚至失代偿。正常情况下呼吸肌的耗氧量占全身耗氧量的3%～5%；如缺氧不能解除，患儿长时间用力呼吸，辅助呼吸肌动用，则耗氧量可达正常的5～10倍，最终因呼吸肌疲劳而导致呼吸衰竭。

3. 感染性肺炎的病理学

宫内感染性肺炎时，大体可无特殊发现，镜下可见肺泡均受累，充满多核中性粒细胞及单核细胞，偶见红细胞，纤维素性渗出很少。部分肺泡扩张，含羊水等内容物。宫内血行感染性肺炎则肺泡内不含羊水内容物，但可见较多纤维素性渗出。

4. 感染性肺炎的临床表现

①宫内感染性肺炎。发病常较早，多在出生后3d内发病，常有出生时窒息史，严重宫内感染可致胎死宫内。表现为出生时不哭，复苏后呼吸困难，有三凹征、呻吟、青紫等，口吐泡沫。咳嗽少见，可有呼吸暂停。体温不升或正常，肺部听诊可无明显异常，有时症状与体征均缺乏。上行性感染者以呼吸系统症状为主要表现，可见呼吸增快、呻吟、体温异常，严重者可发生呼吸衰竭、心力衰竭、抽搐、昏迷、弥散性血管内凝血、休克及持续性肺动脉高压等，肺部听诊可闻及干、湿性啰音等。血行感染者以黄疸、肝脾大、视网膜脉络膜炎、脑膜炎等多系统受累表现更为明显（胎儿期双肺处于压缩状态，肺动脉血流大部分经动脉导管进入主动脉而仅少部分流入肺脏），肺部主要为间质性肺炎，故常无啰音。脐血免疫球蛋白M（IgM）＞200～300mg/L，特异性IgM升高则有诊断价值。胸部X线检查在细菌感染引起者常表现为支气管肺炎，病毒感染引起者主要表现为间质性肺炎。

②分娩过程中感染性肺炎。常见病原体为各种细菌（最常见大肠杆菌，其次为肺炎链球菌、克雷伯菌、李斯特菌、B族溶血性链球菌）、沙眼衣原体、单纯疱疹病毒和支原体等。发病时间与感染的病原体种类有关，一般较晚，需经过

一定潜伏期后才发病。沙眼衣原体感染常在5～14d时出现化脓性结膜炎，结膜上皮细胞刮片可找到包涵体，鼻咽部可分离到沙眼衣原体；2～12周才出现咳嗽，呈阵发性，无发热或低热，肺部有细湿啰音；胸片表现为弥漫性或局限性间质性肺炎。单纯疱疹病毒感染在出生时头部皮肤可有疱疹，常在出生后5～10d发病，脑膜炎症状常较为突出。细菌（如大肠杆菌等肠道细菌）引起的肺炎一般在出生后3～10d发病，除呼吸道症状外，常引起败血症，甚至呈暴发性，病死率较高；胸部X线检查呈支气管肺炎表现。

③出生后感染性肺炎。病原菌侵入的途径包括下行感染（病原体经飞沫传播由上呼吸道至肺）、血行感染和医源性感染（如呼吸机相关肺炎、广谱抗生素的使用）等。各种病毒、细菌及其他微生物均可引起新生儿生后感染性肺炎，其中呼吸机相关肺炎的常见病原体为肺炎克雷伯菌、绿脓杆菌、大肠杆菌等，长期使用广谱抗生素者易发生白色念珠菌肺炎，免疫功能缺陷者易患卡氏肺囊虫肺炎。呼吸困难、鼻翼翕动、口吐白沫、青紫、点头呼吸、三凹征等呼吸道症状较明显，但肺部体征不典型。呼吸道合胞病毒性肺炎可表现为喘息，肺部听诊可闻及喘鸣音。不同病原体引起的肺炎可有不同的肺部X线表现，病毒感染主要表现为间质性肺炎，细菌感染以为支气管肺炎为主，金葡菌感染易并发脓胸、脓气胸。

（4）常见并发症：

①充血性心力衰竭。肺炎时常因以下原因发生心力衰竭：a.缺氧酸中毒使肺血管痉挛、肺动脉压升高。b.炎症渗出引起肺水肿，使心脏前、后负荷均增加，易致右心衰竭。c.心肌缺氧缺血、能量代谢障碍、细菌毒素、酸中毒、电解质紊乱等使心肌细胞超微结构破坏，兴奋-收缩耦联障碍，心肌收缩力减弱。d.舒张压降低、冠状动脉血流量减少，使心肌收缩力进一步减弱。e.重症肺炎时，在细菌毒素的作用下外周血管α受体兴奋，血管收缩，左心后负荷增大，使心排血量减少；同时，交感神经兴奋使全身血流重新分配，肾血流量减少，肾素-血管紧张素-醛固酮系统激活，致水钠潴留，回心血量增加，心脏前负荷加重，引起充血性心力衰竭。

②酸碱平衡紊乱。严重肺炎时因缺氧使无氧代谢增加，产生大量乳酸，引起乳酸血症，进而引起代谢性酸中毒。缺氧早期因通气上的代偿可有轻度的呼吸性碱中毒；严重及病情进展则引起CO_2潴留而发生混合性酸中毒，但很少发生代

谢性碱中毒，除非在治疗过程中补碱过多或机械通气不当。当pH<7.2时肾脏功能受累，停止泌尿肝脏功能损害，参与胆红素代谢的酶活性受抑制而易于发生胆红素脑病；同时，酸中毒时机体对儿茶酚胺的反应性减弱，体温调节和血液循环功能发生障碍。pH<7.0时，心肌糖代谢完全终止，继而出现循环衰竭及脑缺氧缺血性损伤的表现。

③水与电解质平衡紊乱。肺炎时因发热、呼吸增快等使水分经呼吸道和皮肤丢失增多，可发生高渗性脱水；如同时伴有呕吐、腹泻，则进一步加剧体内水分丢失，使脱水进一步加重。

④脑水肿与中毒性脑病。脑水肿在通气障碍患儿中多见。由于CO_2潴留及酸中毒使脑充血，胃血管扩张，血管壁通透性增加，血浆渗出，脑组织局部微循环障碍而产生细胞间水肿（血管性水肿）。缺氧和酸中毒、低血糖使脑细胞能量代谢障碍，Na^+、K^+-ATP酶活性降低，使Na^+、H_2O进入细胞内而又难以排出，导致脑细胞水肿（细胞毒性脑水肿）。此外，电解质紊乱与水、钠潴留也进一步加剧了脑水肿。严重脑水肿时可引起颅内压增高，常伴有惊厥发生，甚至导致脑疝。

⑤中毒性肠麻痹。重症肺炎时儿茶酚胺分泌增加，血流重新分配使胃肠道微循环障碍，肠道缺血、瘀血、缺氧、水肿、渗出，肠道蠕动减少、平滑肌松弛，最终发生肠麻痹及肠充气。低钾血症也可引起肠麻痹。严重肠道积气使膈肌升高，肺通气受限，又加重患儿呼吸困难。

⑥肾功能损害。由于血流再分配，肾脏血流量减少；肾小球滤过率降低而致水、钠潴留。长时间缺血缺氧则会导致肾小管坏死、肾衰竭。

⑦肺出血。酸中毒时血液黏滞度增加致血流缓慢，感染性肺炎的晚期常有红细胞增多且不易变形而致栓塞形成；休克时也可致血液瘀滞及栓塞；毛细血管基底膜上的免疫球蛋白G（IgG）、补体C3及抗原-抗体复合物沉积等，均使肺血管损伤及血液漏出；充血性心力衰竭时，肺血管压力与阻力增加而发生肺水肿，可促进肺出血的发生。

⑧低血糖。严重感染时葡萄糖的消耗增加3倍，新生儿肝脏中促进糖原异生的酶的活性较低，氨基酸不易转化成葡萄糖。感染加重时棕色脂肪耗竭，糖异生减少，从而易于发生低血糖。此外，发热、呼吸运动增加都使糖消耗增加，进食减少、呕吐及消化道功能紊乱使外源性能量来源减少，以上因素均可导致或加重低血糖的发生。

⑨循环障碍与休克。重症肺炎时，由于缺氧、毒素、酸中毒、心力衰竭、应激等原因，机体微循环发生障碍，继而出现小血管痉挛、组织血供减少；而毛细血管开放，致血流在微循环内瘀滞，从而发生休克、弥散性血管内凝血及器官坏死。

⑩弥散性血管内凝血。缺氧及内毒素的作用使血管内皮损伤，酸中毒时血管扩张、血流缓慢，休克时微循环瘀滞、血浆外渗，均造成或加重局部缺血缺氧和酸中毒，启动内源性凝血途径而导致DIC。此外，新生儿期血浆凝血因子含量低，血红蛋白含量高，血液黏滞度高；同时肝脏合成凝血因子的能力低，故新生儿本身易于发生DIC。上述因素的综合作用，使新生儿在患严重肺炎时易于发生DIC。

5. 感染性肺炎的治疗

（1）加强护理：注意保暖和维持中性温度环境，防止病情进展及恶化。

（2）加强呼吸道管理：采用雾化吸入、体位引流、定期翻身拍背等物理治疗方法，保持呼吸道通畅。

（3）供氧：使动脉血PaO_2维持在50～80mmHg。可使用头罩给氧，严重者可能要给予CPAP甚至呼吸机治疗。氧疗时需注意以下问题：①伴有严重CO_2潴留的低氧血症，如给予高浓度氧，由于CO_2麻痹不能使呼吸中枢兴奋，外周化学感受器受抑制也不能刺激呼吸中枢，可抑制患儿自主呼吸。②通过氧疗，低氧血症改善后，应逐步降低吸入氧浓度，因氧浓度骤降会使肺血管突然痉挛，导致肺动脉高压及右向左分流，病情反而难以逆转。

（4）病原治疗：细菌性肺炎应静脉给予抗生素，但病原菌常难以很快确定。可先给予头孢菌素类抗生素，以后根据病情及时调整抗生素种类。B组 β 溶血性链球菌给予青霉素；李斯特菌脑炎可用氨苄西林；衣原体、支原体首选红霉素；单纯疱疹病毒感染可用阿昔洛韦；巨细胞病毒性肺炎可用更昔洛韦；$α_1$-干扰素20万～100万u/d肌内注射，对病毒性肺炎有效，每个疗程5～7d。

（5）支持疗法：纠正循环障碍和水、电解质紊乱，每日输入液体总量为60～80mL/kg，输液速度要慢，以免发生肺水肿和心力衰竭；保证足够的热量；可酌情输注血浆、白蛋白和免疫球蛋白，以提高机体的免疫功能。

（二）感染性肺炎的超声诊断

肺脏超声已越来越多地用于重症医学领域各种肺脏疾病的诊断和鉴别诊断，但在新生儿肺炎诊断中的应用尚少。我们在借鉴肺脏超声诊断儿童和成人感染性肺炎经验的基础上，对肺超声诊断新生儿感染性肺炎的价值进行了研究，结果证实超声诊断新生儿感染性肺炎准确可靠，且具有较高的敏感性和特异性。

新生儿感染性肺炎常见而非特异性的超声改变有胸膜线异常、A线消失及AIS等。胸膜线异常、AIS等均与炎症反应及炎症渗出程度有关，严重者可有少量胸腔积液。由于A线是胸膜线的反射线，因此，胸膜线异常必然伴随A线异常，主要表现为A线消失。由于上述征象也可见于其他肺疾病，如RDS、MAS、TTN等，因此，它们均不是IPN的特异性改变。

实时超声下见肺滑消失与肺搏动是新生儿感染性肺炎的另一重要影像学特征，观察发现84.4%的感染性肺炎患儿在实时超声下可见不同程度的肺搏动及肺滑消失。肺搏动还见于程度较重的RDS及肺不张，提示肺搏动存在与否及其程度与肺实变或（和）肺不张的形成和程度有关，被认为是各种原因所致肺不张的特征性改变之一。

肺实变也是诊断肺不张和RDS的必要超声征象。但在肺不张时肺实变区边缘比较清晰规则，通常在一侧肺野内只有一处实变，常见平行排列的支气管充气征；而肺炎可有多处实变，常见动态支气管充气征；RDS的实变起始于胸膜下，范围与病变程度有关，实变区内支气管充气征常呈点状或短线状，比较细腻。当然，真正做到准确鉴别除需要对肺脏超声有足够的认识和一定的经验外，结合病史和临床也非常重要，这也是新生儿医师亲自开展超声检查的优势所在。

二、新生儿肺不张与超声诊断

（一）新生儿肺不张概述

在宫内，胎儿的肺是不张的；出生后20min肺容积达到17mL，3～6h达到36mL，而肺完全扩张通常需要数天的时间。肺的扩张首先开始于肺的前缘和肺尖，脊柱旁、中央和后背扩张较晚。如果由于某种原因导致出生后肺不能扩张或引起肺组织萎陷不能充气而失去正常功能，则称为肺不张（pulmonary atelectasis）。可见，肺不张不是一种独立的疾病，而是多种疾病的常见并发症。肺不张是新生儿呼吸困难、病情迁延及呼吸机撤离困难的常见原因之一，及时正确的诊断对合理治疗、改善病情及预后具有重要意义。

1. 新生儿肺不张的病因与病理生理

虽然多种因素均可引起新生儿肺不张，但其确切原因并不清楚。新生儿肺不张在早产儿更常见，具体从以下方面探讨：

（1）先天性肺不张（pulmonary atelectasis）。由于支气管先天性发育不良或未发育所导致。

（2）外力压迫。肺实质或支气管受压，有以下情况：

①胸廓运动障碍。见于神经、肌肉和骨骼异常，如严重中枢神经系统损伤、多发性神经根炎、脊髓性肌肉萎缩、重症肌无力及骨骼畸形等。

②膈肌运动障碍。膈神经麻痹或腹腔内压力显著增高。

③肺膨胀受限。由于胸腔内负压减低或压力增高，如大量胸腔积液、积气，膈疝，肿瘤，心脏显著增大等。

④支气管受外力压迫。各种原因导致支气管受压迫，管腔堵塞，空气不能进入肺组织。例如，扩大的左心房及肺动脉可压迫左主支气管导致左肺不张。

（3）支气管或细支气管内梗阻。首先，异物堵塞是导致支气管或细支气管梗阻的常见原因。当异物进入呼吸道并堵塞支气管或细支气管时，它会导致大叶性或节段性肺不张的发生。特别是当异物较大时，它可能堵塞主支气管或器官，进而引发双侧或一侧肺不张，严重影响呼吸功能。其次，支气管本身的病变也是造成梗阻的重要原因。例如，气管和支气管软化、气道狭窄或扩张等病变，都可能导致支气管或细支气管的梗阻。这些病变可能由于先天性因素、炎症、创伤或肿瘤等多种原因引起，进而影响呼吸道的通畅性。此外，黏稠分泌物的堵塞在新生儿中尤为常见。由于新生儿的呼吸道相对狭小，支气管容易被黏稠分泌物所堵塞。这种堵塞是新生儿肺不张的最常见原因之一。黏稠分泌物的产生可能源于多种疾病，如肺炎、胎粪吸入综合征、呼吸窘迫综合征、慢性肺疾病以及食管闭锁修复术后的并发症等。在这些疾病中，支气管黏膜的肿胀、平滑肌痉挛以及黏稠分泌物的增加都可能导致呼吸道堵塞，进而引发肺不张。

（4）非阻塞性肺不张：

①主要见于各种原因引起的原发或继发性肺泡表面活性物质缺乏的患儿，正常肺泡的表面张力为6dyn（达因）/cm^2，肺泡表面活性物质缺乏导致的呼吸窘迫综合征患儿的肺表面张力可达236dyn/cm^2，由于表面张力增大、肺泡回缩力增加而引起肺泡萎陷，造成多处微型肺不张（pulmonary atelectasis）。

②呼吸过浅。长期或大量使用镇静剂、麻醉剂的患儿或昏迷、极度衰弱的患儿，当肺内压力不足以抵抗局部肺表面张力时，即可逐渐导致肺泡关闭与肺不

张。因此，鼓励或刺激患儿深呼吸有助于防止肺泡关闭或使因呼吸浅表而关闭的肺泡复张。

2. 新生儿肺不张的临床表现

（1）一侧或双侧肺不张。主要表现为呼吸困难进行性加重和发绀，常在哭闹或用力后加重；如不存在青紫和呼吸困难，则常见患儿精神萎靡和苍白。可因进食不足及呼吸道水分丢失而有脱水表现。体格检查可见以下体征：①患侧胸廓扁平或缩小，呼吸运动受限，吸气时可见胸骨上窝凹陷。②气管及心尖搏动向患侧移位。③叩诊可呈轻微浊音。④肺部听诊呼吸音减弱或消失；深吸气时可闻及粗湿啰音，这是新生儿肺不张的重要体征。⑤因肺容积缩小而致膈肌抬高。

（2）大叶性肺不张。呼吸困难可不明显，体征近似单侧肺不张，但程度较轻，且随不张的肺叶不同而有所不同。上肺叶不张时，气管向患侧移位而心脏不受影响，叩诊时浊音仅限于胸前区。下肺叶不张时，心脏向患侧移位而气管位置不变，叩诊时浊音位于背部近脊椎处。中叶肺不张时体征不明显，往往难以查出。

（3）肺段性肺不张。临床表现极轻微，不易被发现。可发生于任何肺段，以左上叶最少见。仅在先天性心脏病、扩大的左肺动脉压迫左上叶支气管时才可引起左上叶肺不张。

3. 新生儿肺不张的治疗

针对病因治疗，有特殊病因者应祛除病因，如取出异物、应用抗生素等。经常改变患儿体位，并尽量使其呈俯卧位，加强雾化及拍背使分泌物易于排出。气管插管做支气管灌洗及吸引分泌物是治疗新生儿肺不张的有效方法，每天可酌情给予数次。但严重与顽固的支气管堵塞可能需要纤维支气管镜辅助治疗。纤维支气管镜辅助治疗新生儿肺不张有良好效果，但有一定的风险及副作用或引起并发症，需在有条件的单位由经验丰富的医师负责实施。

（二）肺不张的超声诊断

1. 局灶性肺不张

局灶性肺不张[①]在超声下均具有以下表现：①病变部位的大面积实变伴支气管充气征（严重者呈平行排列的线状高回声）或支气管充液征（呈树枝状分布的

---

① 局灶性肺不张是指肺脏超声检查发现肺野内有较大范围的病变且经胸部X线检查能够证实相应部位病变的肺不张。

线状低回声）。②实变区的边缘较为规则清晰。③胸膜线异常及A线消失。④病灶周围呈肺泡-间质综合征表现。⑤实时超声下可见明显肺搏动、肺骨消失。⑥多普勒超声或能量超声于实变区可见肺血流。

2. 隐匿性肺不张

隐匿性肺不张是指传统胸部X线检查难以发现的潜在的局限性肺不张，常见于呼吸机撤离困难的患儿。在超声下主要表现为：①局限性肺实变伴点状支气管充气征，由于范围局限，实变区的边缘可不规则。②病变部位胸膜线与A线消失，但非病变区肺超声征象仍可正常。③实时超声下肺搏动不明显，肺滑仍可存在。

肺不张最主要的超声征象是肺实变伴支气管充气征，实时超声下可见肺搏动及肺滑消失对肺不张的诊断有进一步确诊的价值。大面积局灶性肺不张时肺实变显著，实变范围大，支气管充气征也愈加明显，甚至呈平行排列；隐匿性、局限性肺不张则肺实变范围较小，支气管充气征也可不明显，可局限于1～2个肋间，由于病变范围局限，实时超声下肺搏动可不明显，肺滑也可不完全消失。由于这些肺不张在传统胸部X线检查时往往难以发现，故称之为隐匿性肺不张，但肺脏超声检查则很容易发现这些隐匿性病变。

胸膜线与A线消失也是肺不张的常见超声征象，其消失的范围与肺不张的程度有关。大面积肺不张时整个肺野内胸膜线与A线均消失，而局灶性肺不张则仅病变部位内胸膜线与A线均消失，其他部位则回声仍可正常。

第三节　新生儿气胸病症与超声诊断

一、新生儿气胸病症

胸膜腔由胸膜壁层和脏层构成，是不含气的密闭的潜在性腔隙。任何原因使胸膜破裂，空气进入胸膜形成胸腔内积气，即称为气胸（pneumothorax）。

（一）新生儿气胸的病因与病理生理

新生儿气胸的高危因素包括：①肺部疾病：肺气漏是新生儿肺部疾病的常见并发症，肺透明膜病、胎粪吸入综合征、肺部感染、肺发育不良、膈疝等。在肺透明膜病患儿发病率为27%，在胎粪吸入综合征患儿为41%，在湿肺患儿为

10%。②医源性：窒息复苏不当、医源性肺脏破裂、胸外按压时致肋骨骨折。③呼吸机应用不当：呼气压力过高、吸气末期压力过高、呼吸不协调及气管内插管移位及抽吸管引起肺破裂。④自发性气胸：原因不明。

气胸的形成多由于肺组织支气管破裂，空气逸入胸膜腔；或因胸壁损伤穿破胸膜，使胸膜腔与外界相通，外界空气进入胸膜腔所致。气胸是新生儿肺气漏（包括气胸、纵隔积气、肺气肿、心包积气和气腹等）的最常见形式。任何原因引起肺泡充气不均都可造成肺泡破裂，使气体进入肺间质形成间质气肿。间质气肿可直接破入胸腔形成气胸，亦可沿血管、淋巴管或支气管周围达纵隔形成纵隔气肿。纵隔的气体亦可进入胸腔形成气胸，如沿大血管进入心包则形成心包积气，进入皮下组织则形成皮下气肿，进入腹腔形成气腹，偶可见到空气破入毛细血管或淋巴管形成空气栓塞。由于胸膜腔内负压被抵消，使肺部萎陷。气胸形成后胸膜腔内压力升高，甚至负压变为正压，使肺脏压缩，静脉回心血流受阻，从而产生不同程度的肺心功能障碍，通常分为闭合性气胸、开放性气胸和张力性气胸3类。

（二）新生儿气胸的临床表现

小量气胸，肺萎陷在30%以下者，对呼吸和循环功能影响较小，多无明显临床症状。大量气胸，主要表现是病情突然恶化，患儿呼吸困难和青紫突然加重，精神萎靡、反应低下，双侧胸部不对称，患侧胸廓膨隆饱满，呼吸运动减弱，伤侧胸部叩诊呈鼓音，听诊呼吸音减弱或消失，气管向健侧移位，心率减慢，心音低钝遥远甚至心脏骤停，血压下降甚至休克。胸部X线检查见伤侧肺组织明显萎陷，胸膜腔积气，气胸线外无肺纹理，可见气管和心脏等纵隔器官向健侧移位、膈肌下降及健侧肺受压等表现，有时可见少量胸腔积液。纵隔旁出现透光带提示有纵隔气肿。X线检查可鉴别先天性肺囊肿、膈疝及其他肺实质病变。血气分析显示PaO_2降低和$PaCO_2$增高。

（三）新生儿气胸的治疗

新生儿气胸的治疗策略应基于气胸类型的不同而采取相应的排气措施。其主要目的在于消除胸腔内积气造成的呼吸与循环障碍，促使肺脏尽早复张并恢复其功能，同时积极治疗伴随的并发症及原发性疾病。首先，通过症状观察、体格检查以及X线检查等手段明确气胸类型，随后确定是否需要紧急排气治疗及选择何种排气方式。

（1）闭合性气胸：对于气胸量较小，肺萎陷程度低于30%的患儿，其对呼吸循环的影响相对较小，气体通常可在1至2周内自行吸收，无需进行抽气治疗，但需进行严密的动态观察。若气体量较大，可每日或隔日进行一次抽气操作，直至肺大部分复张，余下的积气则能自行吸收。

（2）张力性气胸：一是，简易抽气法。采用静脉输液用的头皮针进行穿刺抽气，连接20mL或50mL注射器。穿刺点通常选择锁骨中线第2肋间或腋前线第4~5肋间，沿肋骨上缘垂直进针，进入胸腔后可见气体排出。使用止血钳紧贴皮肤固定针头，持续抽气直至无气体排出。拔针后需拍摄胸部X线片以了解肺复张情况，并对拔针部位进行重新消毒，覆盖无菌纱布并用胶布固定。二是，胸腔闭式引流。具体步骤如下：①患儿采取仰卧位；②选择锁骨中线第2肋间或腋前线第4~5肋间作为穿刺点；③佩戴消毒口罩和手套，对皮肤进行常规消毒；④在局部麻醉后，于穿刺点的肋骨上缘做一小切口，切开皮肤和皮下组织，钝性分离肌肉。使用文氏钳夹持带针芯的透明导管（或8Fr、10Fr乳胶导管），在距导管顶端1.5~2.0cm处经切口缓慢插入，进入胸膜腔后拔出针芯（拔出一半时夹紧导管再全部拔出，以防空气进入），然后继续向胸腔推进2~3cm。⑤在切口处进行荷包缝合，固定导管，消毒后覆盖无菌纱布并用胶布固定。拍摄胸部X线片以检查导管位置。⑥连接导管与气胸引流装置。⑦待症状消失，胸腔导管内无气体吸出，X线胸片显示气胸消失24~48小时后，停止负压吸引并夹住导管。若在0~12小时内无气漏征象，则可拔管。⑧拔管后缝合切口，重新消毒局部，覆盖无菌纱布固定。⑨若水封瓶引流仍不能使胸膜破口愈合，透视显示肺脏持久不能复张，可在原引流管端加用负压吸引半式引流装置。需注意，吸引器可能形成过大的负压对肺脏造成损伤，因此应使用调压瓶使负压不超过−0.8kPa（−8cmH_2O）。全封闭式负压引流应持续开启吸引，若12小时以上肺仍不能复张，应查明原因。⑩每日更换消毒水封瓶及管道。

（3）开放性气胸的急救处理方法是先用无菌敷料（如凡士林纱布、棉垫）封住伤口，再用胶布或绷带包扎固定，使开放性气胸转变为闭合性气胸。随后进行胸膜腔穿刺，抽气减压，以暂时缓解呼吸困难，再进行进一步处理。

此外，在应用人工呼吸机治疗过程中发生气胸、纵隔气肿时，参数调节应遵循以下原则：采用较高的频率、较短的吸气时间、较低的吸气降压和PEEP，同时维持血气正常。此时，可连接水封瓶与低负压吸引装置。新生儿纵隔气肿多发生于前纵隔，该区域为胸骨与心包间的潜在间隙，无重要血管和神经。由于积气后间隙增宽并充满气体，穿刺安全且有效，通过胸骨侧缘多部位穿刺减压可取得良好的治疗效果。

二、新生儿气胸的超声诊断

（一）气胸的超声表现

近年来，肺脏超声已成功用于气胸的诊断，超声检查可以更加方便、快捷、可靠地诊断气胸。肺脏超声对诊断气胸或排除气胸优于传统X线片检查。气胸的主要超声影像学特点包括明确存在的肺点（肺点对诊断气胸的敏感性是66%、特异性是100%），肺点是诊断气胸的高度特异性征象，M型超声能更清晰地辨认肺点；肺滑消失（肺滑存在对气胸的阴性预测值为99.2%～100%）、胸膜线消失、无彗星尾征及B线，如存在，可排除气胸（存在彗星尾征或B线对气胸的阴性预测值也是99.2%～100%）及由气体引起多重反射而形成的增强影像等。在气胸患者A线是存在的，如果肺滑消失但A线存在，则对隐性气胸诊断的敏感性和特异性分别达95%和94%。因此，检查时首先观察是否存在肺滑，肺滑存在则排除气胸；若未发现肺滑，则观察是否存在彗星尾征，彗尾征存在也可排除气胸。若肺滑和彗星尾征均未发现，则需考虑气胸存在的可能。可进一步观察是否存在肺点，若发现肺点，则气胸诊断明确；若3个征象均不能观察到，则气胸诊断不能明确。超声检查的敏感性优于胸部X线片检查，尤其是隐匿性气胸的诊断优于胸部X线片检查。

（二）超声诊断气胸的注意事项

用超声检查气胸时，患儿可取坐位及仰卧位。取仰卧位时，要注意检查前胸壁及侧胸壁，多于锁骨中线、腋前线、腋中线逐个肋间隙扫查，探头可垂直或平行于肋骨。当超声探头垂直于肋骨方向扫查时，可借助肋骨的声影判断胸膜线等征象，每个肋间隙应扫查4～5个呼吸周期。当患儿取坐位时，应注意肺尖部的扫查，当发现可疑区域时，应重点扫查。检查时应结合患者病史、体征等综合考虑。

第四节　新生儿黄疸疾病与超声诊断

一、新生儿黄疸疾病分析

新生儿黄疸是新生儿期常见的一种病症，主要表现为皮肤和眼睛的黄染。黄疸是由于新生儿体内的胆红素水平升高所致，胆红素是红细胞分解的一种正常产物。在成人和大一点的孩子中，肝脏会处理胆红素，将其从体内清除。但在新生儿中，由于肝脏功能尚未完全成熟，胆红素处理和排泄的能力有限，因此胆红素会在血液中积聚，导致黄疸。

新生儿黄疸分为两种类型：①生理性黄疸：这是最常见的一种，通常在出生后2~4d内出现，然后在1~2周内自行消退。生理性黄疸的胆红素水平通常不会很高，不会对新生儿造成严重的影响。②病理性黄疸：这种类型的黄疸可能是多种疾病或状况的标志，如血型不兼容、感染、遗传疾病、肝脏功能障碍等。病理性黄疸通常比生理性黄疸出现得早，持续时间更长，胆红素水平更高，可能需要医疗干预。

新生儿黄疸的治疗通常取决于黄疸的原因和严重程度。对于生理性黄疸，通常只需观察和确保新生儿的其他条件良好即可。对于病理性黄疸，可能需要光疗（使用蓝光照射宝宝的皮肤，帮助分解胆红素），在严重的情况下，可能需要换血治疗，或者治疗导致黄疸的根本原因。

在新生儿黄疸的预防和护理方面，重要的是确保新生儿的卫生和健康，定期进行婴儿健康检查，以及在必要时及时寻求医疗帮助。此外，对于有家族病史或存在高风险因素的新生儿，应更加密切地进行监测。

若有任何关于新生儿黄疸的疑问或担忧，建议及时咨询医生或相关专业的医疗人员，以获取更准确和个性化的医疗建议。

二、新生儿黄疸疾病的超声诊断

随着医学技术的不断发展，超声诊断技术在新生儿黄疸疾病的诊断中发挥着越来越重要的作用。以下从超声诊断的原理、方法、临床应用及其局限性等方面，对新生儿黄疸疾病的超声诊断进行探讨。

（一）超声诊断原理及方法

超声诊断是利用超声波在人体组织中的传播和反射原理，通过对回声信号的接收和处理，形成人体内部结构的图像。超声诊断仪主要由探头、信号处理系统、显示系统等部分组成。新生儿黄疸疾病的超声诊断主要采用经腹壁超声检查，观察肝脏、胆囊、胆管等器官的形态、结构和功能变化。

（二）超声诊断在新生儿黄疸疾病中的应用

第一，诊断新生儿肝炎。新生儿肝炎是导致新生儿黄疸的常见病因之一。超声诊断可以观察到肝脏的弥漫性肿大、回声增粗、胆管扩张等表现，有助于诊断新生儿肝炎。

第二，诊断胆道闭锁。胆道闭锁是新生儿期另一常见病因。超声诊断可以观察到胆管全程或不全程狭窄、梗阻，表现为胆管扩张、胆囊无充盈或充盈不良。早期诊断胆道闭锁对治疗具有重要意义，超声诊断具有无创、可重复、价廉等优势，成为首选诊断方法。

第三，诊断新生儿胆囊收缩不良。新生儿胆囊收缩不良是导致新生儿黄疸的另一种病因。超声诊断可以观察到胆囊体积增大、轮廓模糊、壁厚等表现，胆囊收缩功能减退。超声诊断对于早期发现新生儿胆囊收缩不良具有重要价值。

第四，别诊断其他病因。超声诊断还可以用于鉴别诊断新生儿黄疸的其他病因，如先天性胆管扩张症、肝内胆汁淤积症等。通过观察肝脏、胆囊、胆管的形态、结构和功能变化，结合临床表现，有助于明确诊断，为临床治疗提供有力依据。

第三章

儿科心血管疾病与超声诊断学

第一节　儿科常见心血管疾病的诊疗

"小儿心血管专科不仅包括先天性心脏病的诊断与治疗，也包括成年人心血管疾病危险因素的预防，例如肥胖、吸烟和高血脂。"[1]心血管专科医师除评估先天性心脏病手术治疗的必要性、风险外，还需提醒患者和家属注意一些成年后的问题，如妊娠的影响、妊娠中抗凝血治疗的风险、成年后如何去选择合适的职业等。获得性和家族性心脏病，如川崎病、病毒性心肌病、原发性心肌病和风湿性心脏病也是儿童期发病和死亡的重要原因。

一、心力衰竭的诊疗

心力衰竭（heart failure）是心脏不能满足机体循环和代谢需要的一种临床状态。充血性心力衰竭这个词并不是一直都准确，因为一些明显心功能不全的患者有运动不耐受和疲劳的症状，但并没有充血的证据。

（一）心力衰竭的诊断

治疗应该集中在潜在的病因和症状上。不论何种病因，当心室收缩功能失调时，较早出现神经激素的激活。血浆儿茶酚胺（如去甲肾上腺素）水平升高引起心动过速、多汗和肾素-血管紧张素系统的激活，使外周血管收缩，水钠潴留。尚无儿童心力衰竭的诊断或治疗方法的金标准。基于心脏功能的3个决定因素——前负荷、后负荷、收缩力，治疗必须个体化，目标是提高心脏功能。

（二）心力衰竭的治疗

1. 心力衰竭的住院治疗

心脏功能失调的患者可能需要住院接受抗心力衰竭的初始或加强治疗。所用的药物将部分依据心力衰竭的病因来选择。

---

① 王艳.实用儿科疾病诊疗技术［M］.长春：吉林科学技术出版社，2017：188.

（1）降低后负荷。

①米力农（Milrinone）：是一种选择性磷酸二酯酶抑制药，通过增加环磷酸腺苷来改善心肌的收缩力状态。米力农在增加心脏收缩能力方面是剂量依赖性的，另外它还能扩张体循环和肺循环血管，因此在左、右心室收缩功能障碍时都有效。米力农减少心脏直视手术后低心排综合征的发生率。常用剂量范围为 $0.25 \sim 0.75\,\mu g/(kg \cdot min)$。

②硝酸甘油（Nitroglycerin）：硝酸甘油主要作为一种静脉容量血管扩张药，降低左、右心房的压力。可能会出现体循环血压下降及反射性心动过速。硝酸甘油常用于改善冠状动脉血流量，在由于先天性心脏病手术后冠状动脉的低灌注而出现心排血量减少时可能特别有用。通常静脉注射剂量范围为 $1 \sim 3\,\mu g/(kg \cdot min)$。

（2）机械循环支持。继发于心肌病、心肌炎或心脏手术后的严重的、难治的心力衰竭儿童需要机械性支持。机械支持通常用于心脏功能改善之前的有限时间内，或作为心脏移植的桥梁。

①体外膜氧合（extracorporeal membrane oxygenation，ECMO）：对于患有难治性心脏或肺功能衰竭的患者来说，ECMO是一个提供氧合、排除二氧化碳、给予血流动力学支持的临时手段。血液通过静脉系统（如右心房）中的定位导管离开患者，然后经过膜氧合器，最后再通过动脉系统（如主动脉或颈动脉）的导管送回患者体内。调整流速来维持足够的全身灌注，以平均动脉压、酸碱状态、终末器官的功能和混合静脉血氧饱和度来判断灌注的情况。需密切监测患者心肌收缩力的改善。其风险是显著的，包括严重的内部和外部出血、感染、血栓形成和泵衰竭。

②心室辅助装置：由于患者的体型、设备的可用度以及科室的技术，心室辅助装置在儿童中的应用是有限的。这些装置与ECMO比较起来，是较少的侵入性血流动力学支持装置。使用电池供电的泵，使血液从左心室流入心尖部的套管，再通过一个定位在主动脉或肺动脉的单独导管返回到患者。应用心室辅助装置，出现出血和泵衰竭的风险比ECMO低，但依然存在感染和形成血栓的风险。

（3）增强心肌收缩力。

①多巴胺（Dopamine）：它是一种天然的儿茶酚胺，其主要作用机制是通

过激活心脏 β –肾上腺素能受体，从而增加心肌的收缩力。这种药物不仅有助于改善心脏功能，缓解心力衰竭的症状，还能直接作用于肾脏的多巴胺受体，进而改善肾脏的灌注情况。在临床上，多巴胺通常用于心力衰竭的治疗，剂量范围一般为3～10μg/（kg·min），具体用量需根据患者的具体情况和医生的指导来确定。

②多巴酚丁胺（Dobutamine）：它是一种自然产生的儿茶酚胺类药物。其作用机制与多巴胺相似，即通过激活心脏 β –肾上腺素能受体来增加心肌的收缩力。与多巴胺不同的是，多巴酚丁胺产生的外周血管收缩作用较小，并且通常不会造成显著的心动过速，这使得它在某些情况下成为更优选的药物。然而，多巴酚丁胺与多巴胺一样，也不能选择性地改善肾灌注。在临床上，多巴酚丁胺的常用剂量范围与多巴胺基本相同，但具体使用仍需根据患者的具体病情和医生的指导来决定。

2. 心力衰竭的门诊处理

（1）降低后负荷的药物。口服的降低后负荷的药物通过降低全身血管阻力来提高心排血量。在需要长期治疗的心力衰竭儿童，血管紧张素转化酶（angiotensin-converting enzyme，ACE）抑制药［卡托普利（captopril），依那普利（Enalapril），赖诺普利（Lisinopril）］是一线药物。这些药物可以阻滞血管紧张素Ⅱ介导的全身血管收缩，在心脏结构正常但左心室心肌功能下降的儿童特别有用［如心肌炎或扩张型心肌病（DCMS）］。它们还有助于改善二尖瓣和主动脉瓣关闭不全，同时也有助于控制由于大的左向右分流（这种分流中，体循环阻力通常是升高的。）导致的难治性心力衰竭。

（2）利尿药。为了维持低血容量状态及控制肺淤血和肝淤血的相关症状，在心力衰竭时利尿药治疗可能是必需的。

①呋塞米（Furosemide）：它是速效襻利尿药，可静脉注射或口服。它能从体内移除大量的钾和氯化物，长期使用会产生低氯性碱中毒，因此长期使用时应监测电解质。

②噻嗪类：是作用于远端肾小管的利尿药，在严重心力衰竭病例作为对呋塞米的补充。

③螺内酯（Spironolactone）：是保钾利尿药，属于醛固酮抑制药。它经常与呋塞米或噻嗪类联合应用来增强利尿的功能。因为它有保钾的作用，因此可能不

需要额外补充钾离子。除了利尿作用，螺内酯也可被用来作为神经激素拮抗药，在心力衰竭治疗中有潜在的好处。

（3）洋地黄（Digitalis）。洋地黄是强心药，它可以增强心肌的收缩力，同时也可以降低体循环阻力。在临床实践中使用的洋地黄制剂是地高辛（Digoxin）。

①剂量：最初的剂量应为总剂量的一半，在治疗的第6小时和第12小时，分别给予总剂量的1/4。24h后，可以给予维持剂量。在成年人，维持血清中地高辛浓度0.5～0.9ng/mL已被证明能有效地改善心力衰竭，而浓度≥1ng/mL没有相同的有益效果。再者，在儿童没有相关的数据，大多数病例只有当特别关注其顺应性或毒性时，才会监测地高辛的血药浓度。

②洋地黄毒性：地高辛治疗期间发生的任何心律失常，如果不能证实为其他原因所致，均应考虑与该药有关。室性二联律和一度、二度或三度房室传导阻滞，均为地高辛中毒的特点。如果怀疑地高辛中毒，应测得其谷浓度。

③洋地黄中毒：这种紧急情况必须马上处理。地高辛中毒最常发生在那些摄入了他们父母或祖父母药物的幼儿。即使摄入药物已有几个小时，也应立即给患儿洗胃。那些摄取大量地高辛的患者应该接受大剂量的药用炭治疗。在高度心脏传导阻滞时，应给予阿托品或临时心室起搏。地高辛免疫性Fab段可以用来扭转可能危及生命的中毒。抗心律失常药物可能是有效的。

（4）限制液体。由于利尿药的有效性，心力衰竭儿童很少限制液体。在心力衰竭儿童中，确保足够的热量摄入，以促进生长发育为更重要的目标。

二、后天性心脏病的诊疗

（一）风湿热

在医疗水平低下和人口密集的贫困的发展中国家，风湿热（rheumatic fever）仍然是发病和死亡的主要原因，甚至在发达国家风湿热还未彻底消除。在美国，风湿热的总发病率小于1/100000；在有些地区存在再发的现象，如20世纪80年代的犹他州，3～17岁儿童中的发病率接近12/100000。

在易感人群中，上呼吸道的A组β-溶血性链球菌感染是发病的主要诱因。只有特定血清型的A组链球菌属会引起风湿热。此外，在咽喉部定植的A组链球菌启动免疫应答，包括以下步骤：①链球菌抗原致敏B淋巴细胞；②抗链球菌抗体的产生；③免疫复合物的形成并与心肌、肌纤维膜抗原引起交叉反应；④心肌和瓣膜的炎症反应。

风湿热在美国发病高峰为5～15岁，女孩和非裔美国人更常见。在20世纪80年代，患风湿性心脏病（简称风心病）学龄儿童（白种人和非白种人）年病死率小于1/100000。

1. 风湿热的诊断

急性风湿热确诊需要两个主要表现或一个主要表现加两个次要表现（包括链球菌感染阳性表现）。除个别风湿热患者仅表现为舞蹈症或长期的心脏炎外，明确诊断必须要有足够证据证明链球菌感染，如猩红热、咽拭子A组β-溶血性链球菌培养阳性、抗链球菌溶血素滴度或其他链球菌抗体滴度升高。与无并发症的链球菌感染相比，风湿热的抗链球菌溶血素滴度显著升高。

（1）心脏炎（carditis）。心脏炎是风湿热最严重的表现，轻重不一，从轻度炎症到威胁生命的心力衰竭。心脏炎可为全心的炎症反应，也可只局限于心脏瓣膜、心肌、心包。瓣膜炎很常见，最易侵犯二尖瓣。二尖瓣关闭不全是急性风湿性心脏炎最常见的瓣膜后遗症。首次风湿热发作后5～10年才出现二尖瓣狭窄。因此二尖瓣狭窄在成年人更常见。

由于风心病存在单个瓣膜关闭不全，所以可闻及因主动脉瓣关闭不全所致的早期递减性舒张期杂音。在单瓣膜和多瓣膜疾病中第二常受累的是主动脉瓣。主动脉瓣膜病常见于男性和非裔美国人。在患儿中不会出现明显的风湿性主动脉瓣狭窄。

（2）多关节炎（polyarthritis）。大关节（膝关节、髋关节、腕关节、肘关节和肩关节）最易受累，并且是典型的游走性关节炎。常见关节肿胀和间歇性关节活动受限，这是常见的主要诊断标准之一，80%的患者可有此表现。单纯的关节痛不是主要诊断标准。

（3）舞蹈症（sydenham chorea）。舞蹈症是随意的、无目的的运动，随情绪变化。这些症状逐步恶化并且可能导致共济失调和言语不清。随意运动出现后，肌无力逐渐明显。舞蹈症症状虽可持续3个月，但常为自限性。在急性风湿热发作后数月至数年，可能不出现舞蹈症症状。

（4）环形红斑（erythema marginatum）。躯干和四肢近端出现边界清楚匐行性的斑疹，常可波及脸颊部。

（5）皮下结节（subcutaneous nodules）。只出现在重症患者，常见于关节部、头皮、脊柱。直径大小在数毫米至2厘米之间不等，无压痛，与皮肤无粘连。

2. 风湿热的治疗

（1）急性发作期的治疗

①抗感染治疗：抗链球菌感染是首要的。选用长效苄星青霉素（Long-acting benzathine penicillin），根据患者年龄和体重，一次肌内注射（0.6～1.2）百万U。也可口服青霉素V（peni-cillin V），250～500mg，2～3/d，连续使用10d；或选用阿莫西林（amoxicillin）50mg/kg（总量不超过1g），每天1次，连续使用10d。窄谱头孢菌素、克林霉素、阿奇霉素或克拉霉素可用于青霉素过敏患者。

②抗感染。a.阿司匹林（Aspirin）：每天30～60mg/kg，分4次服用。这个剂量通常可以在很大程度上减轻关节炎和发热的症状。剂量增大则可能产生极大的不良反应，而且也没有临床证据表明高剂量阿司匹林，如血液中水杨酸盐的浓度维持在20～30mg/dL时存在短期或长期良好疗效。疗程存在个体差异，一般为2～6周，并在这个过程中逐步减量。这样的方案疗效可靠。其他的非甾体类抗炎药在临床上也常有使用，相对阿司匹林来说较少引起Reye综合征。b.皮质类固醇：临床上使用得比较少，仅在一些患有严重的心脏炎和心力衰竭的患者使用。类固醇的使用方案：每天口服泼尼松（Prednisone）2mg/kg，维持2周；第3周始减量至每天1mg/kg，联合使用阿司匹林每天50mg/kg；第3周末停用泼尼松，继续使用阿司匹林8周或直到复查C反应蛋白阴性，血沉下降。

③心力衰竭的治疗：心力衰竭的治疗取决于瓣膜受累和心功能不全的症状以及严重程度。

④卧床休息和适当锻炼：并不是所有患者都需要卧床休息。可以根据症状决定活动量和程度，应该允许患儿自己决定活动量。但当有明显的风湿活动迹象时，患儿不应去学校上学。大部分的急性风湿热发作患儿不需要住院治疗。

（2）急性发作后的治疗

①预防：有过风湿热病史的儿童如果再次感染A组β-溶血性链球菌而得不到良好治疗将有极大的复发风险，所以预防至关重要。可进行随访，建议长时间规律使用苄星青霉素。肌内注射比口服有更好的依从性，是预防风湿热的首选用

药途径。

②瓣膜损伤后遗症：正如上文提到的，风湿热最常累及二尖瓣和主动脉瓣。心脏炎的严重程度也表现为多种多样。在大多数严重病例中，心力衰竭或需要进行瓣膜置换的情况可在急性期出现。而病情轻的患者，他们的瓣膜异常可持续存在，需要终身药物治疗并最终需要瓣膜置换。其他患者可完全康复，没有遗留心脏后遗症。

（二）川崎病

川崎病（kawasaki disease）1967年在日本最早被描述。原来被称为皮肤黏膜淋巴结综合征（mucocutaneous lymph node syndrome）。病因仍不明确，也没有特异的诊断试验。在美国，川崎病是儿童获得性心脏疾病的主要病因。80%的患者小于5岁（诊断中位年龄为2岁），男女患者比例为1.5∶1。诊断标准：发热5d以上，伴下列临床表现中的4项。①双侧无痛性非渗出性结膜炎；②唇和口腔改变（唇皲裂、草莓舌和口腔黏膜炎症）；③颈部淋巴结肿大，直径不小于1.5cm，多单侧；④多形性红斑；⑤四肢改变：掌跖红斑、水肿、脱皮。

心血管系统并发症是川崎病最严重的特征。急性期的并发症包括心肌炎、心包炎、瓣膜性心脏病（多引起二尖瓣和主动脉瓣反流）以及冠状动脉炎。如果患儿发热超过5d，但上述临床表现不足4项的，超声心动图提示冠状动脉损害可确诊为非典型的川崎病。冠脉损害可以是轻微的一过性地扩张到动脉瘤形成。动脉瘤的形成在病期的前10d内罕见。未经治疗的患儿有15%～25%的可能发生冠状动脉瘤。动脉瘤形成的高危因素有：男性，幼儿（<6个月），未经静脉注射丙种球蛋白（gamma globulin，GG）治疗。但是，19%的动脉瘤消退后可能引起梗阻或狭窄，最终导致冠状动脉缺血。巨大的动脉瘤（>8mm）消退的可能性小，几乎50%最终变成狭窄。需要加以注意的是，动脉瘤中急性血栓形成会引起心肌梗死，对近20%的患儿是致命性的。

川崎病患儿立即治疗是静脉内注射IVIG和大剂量阿司匹林。这种治疗对降低冠状动脉扩张和动脉瘤形成的发生率有效。近年来推荐的方案是：IVIG，2g/kg，静脉缓慢输注至少10～12h，联合使用阿司匹林每日80～100mg/kg，分4次服用。大剂量阿司匹林的疗程在各医院各不相同，很多医院在患者退热后48～72h就开始减量。也有部分医院持续使用2周时间。一旦大剂量的阿司匹林停用后，应将剂量减至每天3～5mg/kg，维持整个亚急性期（6～8周）或直到冠状动脉恢复正常。如果48～72h的治疗后患儿再度发热，并找不到其他发热原因，可以再次使用IVIG。但是这种方法的有效性尚未明确。最近，一个多中心、随机双盲、安慰剂对照实验（Newburger等）发现皮质类固醇激素冲击疗法并不能对IVIG敏感型川崎病患者产生有效的抑制冠状动脉损害的作用。但是，皮质类固醇激素可以考虑使用在输注2次IVIG后仍持续发热的患者。

（三）感染性心内膜炎

感染性心内膜炎（infective endocarditis，IE）的发生率可能因以下原因而在增高：①先天性心脏病的患儿存活率升高；②中心静脉置管的广泛使用；③假体材料使用和瓣膜置换。无先天性心脏病的儿童也是高危人群，因为：①免疫缺陷患儿的存活率升高；②在新生儿和慢性病患儿中长时间使用留置静脉内导管；③静脉内给药的泛滥，IE合并有未修复或缓解期的发绀型心脏病（尤其是存在主动脉到肺动脉分流）的儿童以及带有假体置入和有过IE病史的患者危险性最大。常见的导致IE的病原体有：链球菌（30%～40%）、金黄色葡萄球菌（25%～30%）和真菌（5%）。

（四）心包炎

心包炎（pericarditis）是心包的炎症改变，常与感染有关。儿童最常见的病因是病毒感染（如柯萨奇病毒、腮腺炎病毒、EB病毒、腺病毒、流感病毒以及HIV）。化脓性心包炎是细菌感染引起的（如肺炎双球菌、链球菌、葡萄球菌以及流感嗜血杆菌），较少见，但可能是致死性的。在一些病例，心包炎发生于相关的全身性疾病中。心包炎可合并以下疾病：风湿热、类风湿关节炎、尿毒症、系统性红斑狼疮、恶性肿瘤和结核病。心脏手术后的心包炎（心包切开后综合征）在房间隔缺损关闭手术中最常见。事实上，心包切开后综合征可能是自身免疫性的，因为患者常伴随高的抗心脏抗体滴度以及有新的或复发的病毒性疾病的证据。该综合征多为自限性，短期的阿司匹林或皮质激素治疗有效。

1. 心包炎的诊断

（1）症状和体征。儿童心包炎多表现为中胸部、肩部和颈部的尖锐刺痛，可随深呼吸和咳嗽加重，坐起前倾身体可缓解。呼吸短促及咕噜样呼吸很常见。体格检查结果取决于心包腔是否积液（渗出）。心包内没有明显的心包积液时，体格检查时可闻及典型的抓刮样、高音调摩擦音。如果渗出量大，心音可变遥远微弱伴摩擦音消失。不存在心脏压塞时，外周静脉和动脉搏动可保持正常。

心脏压塞是由大量或迅速的液体渗出而导致的。以颈静脉扩张，心动过速，肝大，外周水肿和奇脉（吸气时收缩血压下降超过10mmHg）为特点。血液回流减少以及随后导致的心脏排血量下降可导致右心衰竭体征和心血管衰竭体征。

（2）影像学检查。严重的心包渗出时，心影增大。当渗出发生在很短的一段时间里时，心影可保持正常。

（3）心电图。急性心包炎时常有ST段抬高。大量心包积液时可见低电压或电交替（两次心搏的QRS振幅不同）。

（4）超声心动图。超声心动图在心包炎的诊断和治疗中是很重要的。可以对积液量进行直接无侵入性连续监测。心脏压塞时压迫动脉或呼吸道引起的心室血流改变也能被超声心动图监测到。

2. 心包炎的治疗

根据心包炎的病因和渗出量的多少决定治疗方案。病毒性心包炎多为自限性，使用非甾体类抗感染药可减轻症状。化脓性心包炎需要立即引流心包积液并使用敏感抗生素治疗。任何病因导致的心脏压塞均必须立即排空心包积液，多通过心包穿刺术。当病因不明或者病原体的确定对靶向治疗很必要的时候，也可考虑行心包穿刺。在反复发作或持续性渗出的情况下，心包切除术或心包开窗引流十分必要。心脏压塞的患者要避免使用利尿药，因为利尿药降低心室前负荷，会加速心脏失代偿程度。

（五）病毒性心肌炎

病毒性心肌炎（viral myocarditis）最常见的原因是细小病毒、腺病毒、柯萨奇病毒A和B、艾柯病毒、巨细胞病毒和流感病毒A。HIV也可以引起心肌炎。如今借助PCR技术（对从患儿心肌采集的标本的病毒基因特定片段进行复制），明确病原体的能力已逐渐加强。

1. 病毒性心肌炎的诊断

（1）症状和体征。病毒性心肌炎存在两种主要的临床类型。第1种类型是在过去几小时或几天的时间里相对健康的婴儿或儿童突然发生心力衰竭。这种恶性进展类型经常继发于暴发性的病毒血症，并在多器官系统中侵染组织，包括心脏。在第2种类型，心脏症状是逐渐出现的。这些患儿多在前1个月有上呼吸道感染或胃肠道炎症的病史。这种更为隐蔽的病程可能存在迟发的感染后或免疫性成分。急性和慢性的表现可发生在任何年龄，并可以表现为所有类型的心肌炎。

心力衰竭的体征包括：皮肤苍白发灰，速脉、弱脉或细脉，以及面部肢端水肿。患者常常呼吸急促，多表现为端坐呼吸。心音弱而遥远，常见S3或S4（或两者兼具）奔马律。较少闻及杂音，偶尔闻及三尖瓣或二尖瓣关闭不全杂音。双肺底常可出现湿性啰音。肝大但质地柔软。

（2）影像学。X线胸片可见全心增大伴中到重度肺静脉充血。

（3）心电图。表现多样。通常所有胸前和心前区导联出现QRS低电压伴随ST段压低和工、Ⅲ和aVF（包括急性期时的左心前区）导联T波倒置。心律失常常见。也可有房室和室内传导阻滞。

（4）超声心动图。四个心腔扩大伴心室功能弱和房室瓣反流。可能会有心包积液产生。

（5）心肌活检。心肌活检对病毒性心肌炎的诊断很有帮助。炎症浸润引起的心肌细胞损伤在HE染色下可见。对活检标本进行病毒PCR监测可在30%~40%心肌炎患者中获得阳性结果。

2. 病毒性心肌炎的治疗

对迅速恶化的心肌炎患儿使用洋地黄是非常危险的，需要十分注意，因为可能导致室性心律失常。

给予免疫调节类药物（如皮质类固醇激素）治疗心肌炎仍具争议。如果即使在抗充血治疗情况下，患者病情仍继续恶化，则可以考虑使用皮质类固醇激素，尽管激素的疗效仍缺乏结论性的数据支持。在对川崎病患儿成功使用IVIG治疗之后，已经有数个关于IVIG对病毒性心肌炎的研究。但IVIG的对心肌炎的治疗价值仍未明确。

三、原发性肺动脉高压的诊疗

不明原因的原发性肺动脉高压（primary pulmonary hypertension，PPH）在儿童中是一种罕见的疾病，估计全球发病率为（1~2）/100万人。肺动脉高压是指静息状态下，平均肺动脉压力较正常水平高出25mmHg；或者运动后，平均肺动脉压力高出正常水平30mmHg。PPH是在排除了其他可能导致肺动脉高压的病因后做出的诊断。继发性肺动脉高压最常与以下几种疾病相关：先天性心脏病，肺实质病变，引起慢性缺氧的疾病，血栓形成，肝病，血红蛋白病以及胶原血管病。PPH的早期临床表现轻微，很难做出诊断。虽然本病在儿童中不存在性别差异，但临床上多数PPH患者为成年女性。过去，在16岁之前被诊断为PPH的患儿的中位生存期是10个月。幸运的是，由于一些新的治疗方法的运用，患者的生存率得到了提高。所有的PPH患者中，有6%～12%为家族性PPH。当PPH患者有明显的家族性关联时，该疾病就显示出遗传因素的依据，并存在后代发病年龄提前的现象。

（一）原发性肺动脉高压的诊断

（1）症状和体征。原发性肺动脉高压的临床表现与肺动脉高压的严重程度相关，早期症状轻微，易延误诊断。首发症状可以是重体力劳动或竞技性体育运动后出现呼吸困难、心悸或胸痛。晕厥也可是首发症状，提示严重的肺动脉高压。随着病情进展，患者多伴有心排血量减少和右心力衰竭的症状。右心力衰竭可以表现为肝大、外周性水肿和第三心音奔马律。可闻及肺动脉反流及三尖瓣反流杂音。第二心音的肺动脉瓣部分亢进。

（2）影像学。X线胸片可见粗大的肺动脉、右心增大。肺血管影稀疏或正常。6%PPH患者的胸片可无明显异常。

（3）心电图。V_1导联可见右心肥大，T波高耸。V_1或V_3R导联可见qR波。可出现电轴右偏和右房增大的表现。

（4）超声心动图。超声心动图对排除先天性心脏病的可能十分重要。多可见右心肥大、右心室扩大。在无其他结构异常疾病的情况下，三尖瓣和肺动脉瓣关闭不全时的血流喷射能分别用来评估肺动脉收缩压和舒张压。其他超声心动图的形式，如心肌功能指标和血管阻力可被早期用于评估肺动脉高压。

（5）心导管术和血管造影。心导管术是诊断PPH最好的方法。作为一种侵入性的检查，心导管术存在风险，因此必须仔细操作。心导管术可以排除导致肺动脉高压的心脏（限制型心肌病）或血管（肺静脉狭窄）病变，评估疾病的严重程度，并确定治疗策略。可以评估肺血管床对短效血管扩张因子（如氧气、氧化亚氮或前列环素）的反应性，并依此决定选择治疗方法。血管造影可能显示肺小动脉数量减少及血管弯曲。

（6）其他评估方法。心脏的MRI可以用于评估右心室功能，了解肺血管解剖、血流动力学改变和血栓栓塞现象。使用蹬车运动试验进行心肺功能测试的结果可以反映病情的严重程度。另有更简单的6min步行试验，该方法是测试尽力的情况下步行的距离和感觉状态，该结果与晚期疾病的病死率有强烈的独立相关关系。

（二）原发性肺动脉高压的治疗

治疗的目标是降低肺动脉压力，增加心排血量，提高患者生活质量。心导管数据被用作确定治疗方案的依据。对肺血管扩张药有反应的患者可以使用钙通道阻滞药，如硝苯地平（Nifedipine）或地尔硫䓬（Diltiazem）。其他不敏感的患者可以使用以下三种药中的一种：类前列腺素［依前列醇（Epoprostenol）］，内皮素受体阻滞药［博沙坦（Bosentan）］，或者磷酸二酯酶抑制药［西地那非（Sildenafil）］。这些药物对降低肺血管阻力均有远期效果。华法林（Warfarin）的抗凝血作用可用于预防血栓栓塞的发生，常将INR（国际标准化比率）维持在1.5～2.0。

对一些顽固性的肺动脉高压患者可行心房间隔切开术。心排血量随着肺血管阻力升高而下降，因此房间隔分流能保证左心排血量，尽管会混入低含氧量血液。对于顽固性肺动脉高压或与解剖上病变相关的肺动脉高压（如肺静脉狭窄），可考虑行肺移植。对于肺动脉高压的患者来说，心肺联合移植手术的成功率高于单纯的肺移植手术。

四、发绀型先天性心脏病

（一）法洛四联症

法洛四联症（tetralogy of Fallot，ToF）是一种单一的胚胎异常，可引起多种形态问题。肺流出道漏斗部隔膜的前向移位导致右心室流出道梗阻，这种移位同样导致室间隔缺损、主动脉骑跨于室间隔顶部。右心室肥大不是因为肺动脉狭窄，而是因为一个大的室间隔缺损的存在；它要对抗体循环的压力。法洛四联症是发绀型心脏病变中最常见的类型，发病率占先天性心脏病的10%。25%的患儿是右位型主动脉弓，15%患儿伴房间隔缺损。

右心室流出道梗阻造成室间隔缺损部位的右向左分流，梗阻越严重及体循环血管阻力越低，右向左分流就越严重。15%的法洛四联症与第22号染色体长臂的缺失（22q11，DiGeorge综合征）有关。这种现象在右位型主动脉弓患儿中更常见。

1. 法洛四联症的临床表现

（1）症状和体征。临床表现与右心室流出道梗阻程度相关。患儿仅有轻度梗阻时可表现为轻度发绀或无发绀，梗阻严重的患儿从出生时就伴有严重的发绀。无症状者很少。右心室流出道梗阻明显的患儿多数在出生时已有发绀，到4岁时几乎全部都伴有发绀。随着瓣膜下梗阻的加重，发绀通常也逐渐加重。生长和发育无明显延迟，但易疲劳且运动时呼吸困难常见。依据年龄和发绀的严重程度，患儿手指、足趾呈不同程度的杵状指（趾）样改变。从以往来看，年龄大一些的ToF患儿常常蹲踞以增加体循环的阻力，减少右向左分流，从而促使血液进入肺循环，以减轻发绀症状。由于目前在婴儿期已做出诊断，蹲踞现象已很少见。

缺氧发作，也叫发绀，是严重法洛四联症的一种表现。其特点包括：①突然发作或逐渐加重的发绀；②呼吸困难；③意识改变，从易激惹到晕厥；④收缩期杂音减弱或消失（右心室流出道逐渐完全梗阻）。这些情况通常从4~6个月的时候开始出现。缺氧发作的治疗通常是吸氧或使患者保持膝胸位（增加患者体循环的阻力）。静脉内注射吗啡应该慎用。普萘洛尔（Propranolol）是一种β受体阻断药，可以减轻右心室流出道的阻力。如果存在酸中毒，一旦发现应该静脉注射碳酸氢钠纠正。长期口服普萘洛尔对延迟手术治疗可能有效，但是一旦出现缺氧发作，就应尽快进行手术干预。

体格检查时可触及右心室抬举，S2为单一的、主动脉瓣优势，胸骨左缘第3肋间可闻及Ⅱ~Ⅳ/Ⅴ级粗糙的收缩期喷射性杂音，并向背部放射。

（2）实验室检查。继发长期动脉氧饱和度降低的年长婴儿或儿童，血红蛋白、红细胞比容以及红细胞计数通常升高。

（3）影像学检查。X线胸片显示心脏大小正常。右心室肥厚，呈靴型心。主肺动脉段通常凹陷，如果存在右主动脉弓，主动脉结位于气管右侧。肺血管影通常减少。

（4）心电图。QRS电轴右偏+90°~+180°。P波通常正常，常出现右心室肥大，但右心室应变模式（strain patterns）罕见。

（5）超声心动图。二维影像具有诊断性，可显示右心室壁肥厚、主动脉骑跨、大的主动脉瓣下室间隔缺损；可以明确是否存在漏斗部和肺动脉瓣梗阻，并测量近端肺动脉的直径。应显示冠状动脉的解剖结构，当右心室流出道有异常分支横过时，如果在该区域行外科扩张术可能会使冠状动脉横断。

（6）心导管术和心血管造影术。大多数病例心导管术可显示心室水平右向左分流。存在不同程度的动脉血氧饱和度降低。右心室压力处于体循环压力水平；如果室间隔缺损大，监测到的右心室压力水平和左心室相同。肺动脉压力一直较低。肺动脉瓣膜和（或）漏斗部水平可记录到压力梯度。右心室血管造影提示右心室流出道梗阻以及心室水平的右向左分流。心导管术主要适应证是建立冠状动脉和远端肺动脉解剖。

2. 法洛四联症的治疗

（1）非手术治疗。一些治疗中心目前主张无论患儿体重大小，均在新生儿期对法洛四联症进行完全矫正。而有些中心则提倡对那些实施完全矫正有明确风险的小婴儿进行非手术治疗。患者通过口服 β 受体阻滞药行药物非手术治疗可减少反复的缺氧发作而推迟进行外科治疗。有些患者也可以通过在婴儿期行球囊扩张术或在右心室流出道放置支架而达到缓解。

由于严重的右心室流出道梗阻而导致几乎没有前向的肺动脉血流的患者可能依赖于动脉导管进行血液循环。在这些患者中，最常见的姑息手术是从锁骨下动脉至单侧肺动脉置入Gore Tex分流管（改良Blalock-Taussing分流）以取代动脉导管（被结扎和分离）。以确保无论漏斗部或瓣膜梗阻的程度如何仍有足够的肺动脉血流。

（2）完全矫正。根据患者的解剖结构和外科中心的经验，对ToF的开胸手术从出生至2岁均可施行。目前外科治疗倾向于对有症状婴儿进行更早期修复。完全矫正手术的主要限制性解剖因素是肺动脉直径的大小。在外科手术中需关闭室间隔缺损以及解除右心室流出道梗阻，且手术病死率低。

3. 法洛四联症的疗程和预后

患有严重法洛四联症患儿常常出生时即有严重发绀。这些儿童需要早期手术治疗，包括Blalock-Taussing分流术或完全的矫正。所有法洛四联症儿童最终都需要开胸手术。2岁前行完全矫治手术通常效果比较好，且可存活至成年。根据不同程度的修复需要，患者常需在首次肺动脉瓣置换术后的10～15年行二次外科手术。经导管肺动脉瓣手术正在研究中，在未来可能帮助一些患者避免二次开胸手术。法洛四联症患者可由于室性心律失常而猝死。有功能的肺动脉瓣以及无扩张的右心室可减少心律失常的发生和提高运动耐力。

（二）肺动脉瓣闭锁合并室间隔缺损

肺动脉瓣完全闭锁合并室间隔缺损本质上是法洛四联症的极端形式。因为没有从右心室至肺动脉的前向血流，肺血流必须来源于动脉导管或多条主肺动脉侧枝（multiple aort-opulmonary collateral arteries，MAPCAs）。临床症状取决于肺血流量。如果血流充足，患者病情可能稳定。如果肺血流不足，会发生严重的低氧血症并需要及时的缓解治疗。新生儿在准备手术前静脉注射前列腺素E1（prostaglandin E1，PGE1）以维持动脉导管开放。比较罕见的情况下，如果动脉导管对肺血流贡献较少（如主肺动脉侧枝血流足够），可停止使用PGE1。一旦稳定下来，可施行姑息性肺动脉分流术或完全矫正术。在大多数治疗中心，在新生儿期行姑息性分流术以增加肺血流，以待数月后行开胸矫正手术。

超声心动图常可用来诊断。心导管术和心血管造影通常用来明确肺动脉血流的来源。心脏磁共振成像也是一种对诊断提供帮助的影像学方法。自身肺动脉狭小和血流不足时，可通过重建患者自身血管或利用人工材料创建分流来行肺动脉分流术。当肺动脉足够大时，可行从主动脉至肺动脉干的主肺动脉侧枝的移植以完成修复。

由于肺血管先天异常和肺血流量异常，肺血管疾病在合并室间隔缺损的肺动脉瓣闭锁中很常见。即使患者在婴儿期进行了外科矫正术也存在此风险。肺血管疾病是30岁之前死亡的常见原因。

（三）肺动脉瓣闭锁伴完整的室间隔

虽然肺动脉瓣闭锁伴完整室间隔（pulmonary atresia with intact ventricular septum，PA/IVS）听起来似乎和肺动脉闭锁合并室间隔缺损相关，但实际上两者是有显著不同的。顾名思义，该病的肺动脉瓣是闭锁的；肺动脉环通常有一个由融合瓣膜尖端组成的小隔膜；室间隔是完整的；肺动脉主干通常存在并紧邻闭锁的瓣膜，但有些发育不全；右心室常出现不同程度的缩小。右心室的大小对于外科手术的成功至关重要。在一些肺动脉瓣闭锁伴室间隔完整的儿童中，足够大的右心室最终可以行双心室修复。正常的右心室由3部分组成（流入道、小梁部或体部和流出道），任何一部分的缺陷将导致右心室功能不全，必须行单心室姑息矫治。即使3个组成部分都存在但是部分患儿的右心室体积仍不足。

婴儿出生后，肺血流由动脉导管提供。与肺动脉瓣闭锁合并室间隔缺损不同，肺动脉闭锁伴完整室间隔时主肺动脉侧枝血流常不存在。为了维持导管开放，必须在婴儿出生后马上持续输入PGE1。

1. 肺动脉瓣闭锁伴完整室间隔的临床表现

（1）症状和体征。新生儿常常出现发绀，在动脉导管关闭后更甚。在肺动脉瓣听诊区可听到因动脉导管未闭而产生的收缩期吹风样杂音。如果右心室大小足够，以及心室出口仅为三尖瓣的话，许多儿童会出现三尖瓣关闭不全，此时在胸骨左缘下部可闻及全收缩期杂音。

（2）影像学检查。根据三尖瓣关闭不全的程度，心脏大小可从较小到明显增大。在严重三尖瓣关闭不全时，右心房显著增大，胸片中心脏轮廓可填满胸廓。

（3）心电图。心电图显示额面电轴左偏（45°~90°）。左心室电活动为主，并有右心室电活动的缺乏，特别是在右心室发育不全时。常出现显著的右心房肥大。

（4）超声心动图。超声心动图显示肺动脉瓣闭锁合并不同大小的右心室腔和三尖瓣环发育不全，并能提示顺畅的心房内交通。卵圆孔未闭或房间隔缺损有助于右心减压。

（5）心导管术和心血管造影术。右心室的压力常超过体循环。右心室血管造影提示肺动脉无充盈。也可提示右心室腔的大小，右心室3个组成部分是否发育不良，以及是否存在三尖瓣关闭不全。一些肺动脉瓣闭锁伴完整室间隔的患儿在右心室和冠状动脉间存在窦道。这些窦道提示冠状动脉循环可能取决于高右心室压力。在右心室依赖的冠状动脉循环患者中试图减轻右心室压力可由于突然的冠状动脉灌流减少而引起心肌损伤和梗死。

2. 肺动脉瓣闭锁伴完整室间隔的治疗和预后

在所有导管依赖型病变中，在进行手术之前，通常用PGEi来稳定患者和维持动脉导管开放。手术通常在出生后第1周内进行。因为血流从右心房流入左心房的唯一通道是房间隔缺损，必须有通过房间隔缺损的非限制性血流。

可能需要Rashkind球囊房间隔造口术来使房间隔保持开放。如果右心室3个部分均存在，以及最终计划行双心室修复，可在对患儿行心导管术时对肺动脉瓣打孔并扩张，造成右心室至肺动脉的前向血流从而促进右心室腔的发育。如果右心室体积不够、存在明显的窦道、存在右心室依赖性冠状动脉循环或肺动脉瓣在行心导管术时不能顺利张开，可行Blalock-Taussing分流术以建立肺血流。随后在婴儿期，可创建右心室和肺动脉的通道以刺激右心室腔发育。如果右心室大小或功能不足以行双心室修复，一种类似于单心室矫治的方法对患儿最有益。存在明显的窦道或冠状动脉异常的患者，如果他们有冠状动脉灌注不足和猝死的风险时，可考虑行心脏移植。

这种情况的预后应慎重。最终决定是否行双心室修复、Fontan手术或心脏移植取决于患者的局部解剖。

（四）三尖瓣闭锁

三尖瓣闭锁（tricuspid atresia）是指右心房和右心室之间完全没有血液流动，三尖瓣完全闭锁。根据大动脉的位置关系，三尖瓣闭锁分为两种类型：大动脉位置正常或大动脉转位。全身的静脉回心血量必须通过房间隔（卵圆孔未闭或房间隔缺损）到达左心房。左心房同时接收体循环和肺循环回流的血液。血液在左心房完全混合，导致不同程度的动脉血氧饱和度下降。

因为没有血液流入，右心室的发育依靠心室的左向右分流。当没有室间隔缺损或是室间隔缺损很小的时候，右心室常严重发育不良。

1. 三尖瓣闭锁的临床表现

（1）症状和体征。症状通常在婴儿早期即出现，大多数婴儿在出生时即有发绀。生长发育差，且婴儿常常有喂养困难、呼吸急促和呼吸困难。肺血量逐渐增多的患者可能会发展成心力衰竭，而发绀不明显。室间隔缺损常有杂音，在胸骨左缘下部容易听到。长期发绀的年长儿会有杵状指（digital clubbing）。

（2）影像学。心脏从轻微到显著增大。肺动脉主干通常很小或缺如。根据心房水平缺损的大小不同，右心房中到重度扩大。肺血管影通常减少，但如果肺动脉血流没有被室间隔缺损或肺动脉狭窄限制，肺血管影可增加。

（3）心电图。心电图显示电轴左偏，P波高耸，提示右心房发育不良。几乎所有病例都会出现左室肥大或者左室优势。

（4）超声心动图。二维超声心动图具有诊断意义，它可以显示三尖瓣缺如、大动脉之间的关系、室间隔缺损的解剖结构、心房水平的分流情况和肺动脉的大小。多普勒彩色超声可以帮助明确在室间隔缺损或右室流出道肺动脉血流受限程度。

（5）心导管检查和心血管造影。心导管检查提示心房间的右向左分流。由于动、静脉血在左房混合，左室、右室、肺动脉以及主动脉的血氧饱和度同左房相同。如果房间隔缺损较小，右心房压力可上升。右室和体循环压力正常。导管不能从右心房通过三尖瓣进入右心室。如果存在限制性的卵圆孔未闭或者房间隔缺损时需要进行房间隔球囊造口术。

2. 三尖瓣闭锁的治疗和预后

在肺血流无限制的患儿中，可给予利尿药和降低后负荷等传统抗心力衰竭治疗直至出现室间隔缺损代偿。有时为了防止肺动脉血流过多对肺血管床的损伤需进行肺动脉结扎。

常用的手术方案是分期行三尖瓣闭锁矫治术。肺动脉血流减少的婴儿在体肺分流术（BT分流术）前需给予PGE1。当婴儿4～6个月血氧饱和度开始下降，体肺动脉分流逐渐减少时行Glenn术（上腔静脉与肺动脉吻合术），患儿达到15kg时行Fontan术（将下腔静脉和上腔静脉连接至肺动脉）。

三尖瓣闭锁患者的预后依赖肺动脉血流能够满足组织足够的氧合而不至于发生心力衰竭，Fontan术术后的长期预后并不清楚，尽管目前患者能够存活20～30年。开胸手术前肺动脉压低的患儿行Fontan术的短期预后比较理想。

（五）左心发育不良综合征

左心发育不良综合征（hypoplastic left heart syndrome，HLHS）包括与左心发育不良有关的左心梗阻性疾病。这种综合征占婴儿先天性心脏病的1.4%～3.8%。主要原因为二尖瓣和主动脉瓣关闭不全或狭窄。新生儿生存依赖于未闭的动脉导管，因为进入体循环的前向血流量不足或缺失，主动脉和冠状动脉的血流仅由未闭的动脉导管提供。左心发育不良综合征的婴幼儿在出生时病情通常稳定，但是出生后由于动脉导管关闭病情迅速恶化。如未经治疗，平均死亡时段在出生后第1周。如不予PGE1治疗，导管很少能保持开放，婴幼儿存活不会超过数周或数月。

产前行胎儿超声心动图一般可以确诊。产前诊断能为准父母提供指导，使婴儿在有丰富经验的医院分娩并给予治疗。

1. 左心发育不良综合征的临床表现

（1）症状和体征。患HLHS的新生儿，因为动脉导管保持开放出生时病情稳定。若导管闭锁病情急剧恶化，继发于全身灌注不足而出现休克和酸中毒。因导管关闭肺血流增多，可使血氧饱和度在一段时间内增高。

（2）影像学。出生后第1天，X线胸片示心影缩小，其他改变可能相对不明显；之后，如果动脉导管关闭或给氧使肺血流量增加导致肺静脉淤血，X线胸片可显示心影增大。

（3）心电图。心电图显示电轴右偏，右心房增大，右心室肥厚伴左心室缩小。V_6导联Q波消失，V_1导联常出现qR波形。

（4）超声心动图。超声心动图可用来诊断。可以诊断主动脉、左心室发育不良伴二尖瓣和主动脉瓣闭锁或严重狭窄。体循环依赖于动脉导管未闭。由于冠状动脉必须由导管经小的主动脉提供血流，彩色多普勒超声显示升主动脉为逆向血流。

2. 左心发育不良综合征的治疗和预后

由于体循环依赖于开放的动脉导管，初始的PGE1治疗是挽救生命的必用药。之后的治疗依赖于肺循环和体循环之间的平衡，这两者又依赖于右心室。数天后肺血管阻力下降，肺循环增加，体循环低灌注。治疗的直接目的是促进体循环血流量。即使存在缺氧和发绀，也应尽量避免给氧，因为给氧会降低肺血管阻力并进一步增加肺循环血流量。氮可用来使吸入的氧浓度降低至17%。该疗法可以提高肺动脉阻力、增加体循环血流量、改善组织灌注，但必须严格监测。体循环后负荷降低也有利于组织灌注。氧饱和度保持在65%～80%或氧分压精确地保持在40mmHg，就能使组织有足够灌注量。

婴儿出生后，在多种治疗方案中必须及时选择一种方案。行Norwood手术需横断相对正常的主肺动脉，使其与小的升主动脉相连接。整个主动脉弓由于内腔过小必须行重建手术。之后为了恢复肺血流量，必须行Blalock-Taussig分流术（从锁骨下动脉连接至肺动脉）或者Sano分流术（从右心室连接至肺动脉）。行Norwood术后的患儿在生后6个月和2～3岁时，分别需要行Glenn术（体肺循环分流减少时，从上腔静脉到肺动脉吻合）和Fontan术（下腔静脉到肺动脉，完成心脏静脉旁路手术）。虽然这是一种优于非外科干预的改进方法，然而HLHS患者在行Norwood手术后，1年的生存率为70%～90%，5年生存率为60%～70%，所以在儿科心脏病中仍然是最具有挑战性的疾病之一。

原位心脏移植手术也是HLHS治疗的一种选择。移植后的生存率高于Norwood手术，但是等待移植时出现的死亡会增加总病死率，使移植的总病死率与Norwood的总病死率相等，即5年存活率为72%。当外科姑息性手术失败或出现全身性右心衰竭（经常出现在青少年或是青壮年）时，也可以考虑行心脏移植术。

目前，一些医疗中心为HLHS患儿提供了一种由外科专家和心脏介入手术专家合作的"复合"手术方法。在行这种复合手术时，首先需要开胸和结扎肺动脉分支以减少肺动脉血流；然后，也是通过开放的胸腔，由介入学家置入一个PDA支架以维持体循环输出。第二阶段被认为是"综合性Glenn吻合术"，在此过程中使肺动脉吻合并卸下导管支架，同时通过外科把上腔静脉与肺动脉连接在一起。与Norwood手术相反，主动脉弓是在第二阶段进行改建的。大部分经验丰富的中心，经过第一阶段"复合"手术后的生存率高于90%。然而远期随访尚不详。

（六）大动脉转位

大动脉转位（transposition of the great arteries，TGA）是新生儿期常见的发绀型先天性心脏病，居发绀型先心病的第2位，占先天性心脏病的5%，男女患病比为3∶1。是由于胚胎期动脉主干旋转分离异常导致主动脉由右心室发出，肺动脉由左心室发出。这被称为"心室–大血管不一致"。患者的室间隔可能会有缺损，也可能是完整的。如果不经治疗，转位常合并早期的肺动脉狭窄。因为肺循环与体循环并行，两个循环之间如果没有血液混合的话将会导致死亡。特别是心房之间的交通（房间隔缺损或者是卵圆孔未闭）非常重要。大多数在心房水平进行血液混合（也有一些发生在导管水平）。如果出生时心房内混合不足，患儿会出现严重的发绀。

1. 大动脉转位的临床表现

（1）症状和体征。许多新生儿体重较重（达4000g以上），且有严重的发绀而无呼吸窘迫或明显的杂音。伴有大的室间隔缺损的婴儿发绀较轻且通常有明显的杂音。心血管检查的表现取决于心脏内缺损情况。每一个心室都有可能发生流出道受阻，必须排除缩窄。

（2）影像学。大动脉转位患儿的X线胸片通常无诊断学意义。有时心影呈"蛋形"，是因为主动脉直接位于肺动脉前方，从而显现出狭窄的纵隔影。

（3）心电图。由于正常新生儿的心电图为右室优势型，大动脉转位时心电图的诊断意义不大，因为经常显示为正常。

（4）超声心动图。二维超声和多普勒超声可以清楚地显示解剖和生理。主动脉发自右心室，肺动脉发自左心室。必须对相关的缺损进行评估，如室间隔缺损，右室、左室流出道狭窄，或者是主动脉缩窄。必须仔细检查房间隔，因为任何受限对等待修复术的儿童来说都是有害的。冠状动脉的解剖结构是多种多样的，必须在外科治疗之前分析清楚。

（5）心导管检查以及心血管造影。完全性大动脉转位且无血液混合障碍时经常实行Rashkind球囊房间隔造口术。许多患者在超声心动图的指导下进行。冠状动脉如果在超声心动图上显示不清，可通过升主动脉造影来显示。

2. 大动脉转位的治疗

推荐早期手术治疗。大动脉调转术（arterial switch operation，ASO）取代了先前的心房转位手术（mustard and senning手术）。可在4～7d的婴儿中实施大动脉调转术：大动脉在瓣膜上水平横断和调转，并对冠状动脉进行分离和移植。小的室间隔缺损可自行关闭，但是大的室间隔缺损应进行修补。房间隔缺损也必须关闭。对于那些大动脉转位合并完整室间隔的患者，为避免由于左室把血液泵入低阻力的肺循环而产生左心室失调，应早期行手术修补术（＜14d龄）。如果存在大的室间隔缺损，左室压可维持在体循环压力水平，左室不会失调，手术治疗可延迟几个月。患有卵圆孔未闭和室间隔缺损的婴儿在3、4个月时应给予手术治疗，因为早期肺瓣膜疾病合并此类缺损将增加早期手术风险。

在大多数心脏中心，大动脉调转术的存活率在95%以上。大动脉调转术优于mustard andsenning转位术，因为大动脉调转术后支持体循环的是左心室。患者进行心房转位术后右心室是支持体循环的心室，这将会增加晚期右心室衰竭的风险而需要心脏移植。

（1）先天性矫正性大动脉转位。矫正性大动脉转位（congenitally corrected transposition ofthe great arteries，ccTGA）不同于一般的先天性心脏病，根据相关的损伤，患者可能出现发绀、心功能不全或者没有症状。在ccTGA中，房室以及心室大动脉间连接不一致同时发生，导致右心房与形态学上的左心室连接来支持肺动脉。反之，左心房血液通过三尖瓣进入形态学上的右心室来支持主动脉。常见的合并症为室间隔缺损和肺动脉狭窄。左侧常见发育异常的三尖瓣。如果不合并其他的病变，ccTAG患者一直到成年因为发现左侧房室瓣关闭不全或者心律失常才被诊断。

过去，外科手术方式为直接关闭室间隔缺损和减轻肺动脉流出道梗阻——一种维持右室作为支持体循环并连接主动脉的心室的方法。现在认识到有些患者会因为右心室手术的失败而缩短寿命，因此提倡其他的外科技术。双调转手术就是其中的一种。在肺动脉和体循环动脉血被阻而流向对侧心室（体循环静脉血回流至右心室，肺静脉血液回流至左心室）时可应用心房调转术（mustard or Senning术）。然后行大动脉调转术恢复形态学左心室为支持体循环的心室。ccTGA出现完全性心脏传导阻滞的发生率每年大约升高1%，总发生率为50%。

（2）右室双出口（double-outlet right ventricle）。在这种畸形中，两个大动脉都起源于右心室。通常存在室间隔缺损使血液流入左室。症状取决于室间隔缺损的位置和半月瓣的关系。缺损的位置各异，大动脉之间可正常或者异常相连。若没有流出道梗阻，则存在大的左向右分流，临床表现类似于大的室间隔缺损。也可能会出现肺动脉瓣狭窄，特别是室间隔缺损的位置离肺动脉主干很远时。这个在生理上类似于法洛四联症。反过来说，如果室间隔缺损离肺动脉很近，则主动脉流出道可能受阻（taussig-bing畸形）。目前旨在早期纠正。左室血流通过室间隔进入主动脉（室间隔邻近主动脉），右室进入肺动脉用于维持肺循环的通畅。如果室间隔远离主动脉，则可能需要动脉调转术。超声心动图可诊断和观察大血管起源部位及其与室间隔的关系。

第二节　超声在心血管疾病中的运用

超声技术在心血管疾病诊断和治疗中的应用已经取得了显著的进展，成为现代医学领域中不可或缺的一部分。心血管疾病是一种严重威胁人类健康的疾病，其发病率在我国逐年上升，给社会和家庭带来了巨大的负担。传统的诊断方法如心电图、放射性核素扫描等在某些方面存在局限性，而超声技术具有无创、实时、动态等特点，为心血管疾病的诊断和治疗提供了更为准确和便捷的手段。

一、超声在心血管疾病诊断中的运用

（1）心脏瓣膜疾病。心脏瓣膜疾病是常见的心血管疾病之一，其特点是心脏瓣膜的狭窄或反流。传统的诊断方法如心电图、X线检查等难以准确评估瓣膜的病变程度。而超声心动图可以清晰地显示心脏瓣膜的形态和功能，通过测量瓣膜的开口面积、流量速度等参数，可以准确地评估瓣膜的狭窄程度和反流情况。此外，超声技术还可以观察到瓣膜的钙化程度，为临床治疗提供重要的参考依据。

（2）冠状动脉疾病。冠状动脉疾病是导致冠心病的主要原因，早期诊断对于制定治疗方案和评估预后具有重要意义。超声技术可以通过冠状动脉超声检查，观察到冠状动脉的血流情况，评估动脉狭窄的程度和部位。近年来，超声技术不断发展，出现了血管内超声、心脏超声造影等技术，使得对冠状动脉疾病的诊断更加准确和清晰。

（3）心肌病。心肌病是一类以心肌病变为主要特征的心血管疾病，其病因复杂，诊断较为困难。超声心动图可以通过观察心肌的厚度、运动幅度等指标，评估心肌的功能状态。此外，超声技术还可以检测到心肌病变的特征性改变，如心肌纤维化、心肌缺血等，为心肌病的诊断和鉴别诊断提供重要的依据。

（4）先天性心脏病。超声技术在先天性心脏病[1]的诊断中发挥着重要作用，可以通过观察心脏结构的形态和功能，评估心脏病的类型和严重程度。超声心动图检查具有无创、安全、便捷等优点，为先天性心脏病的早期诊断和干预提供了重要的技术支持。

二、超声在心血管疾病治疗中的运用

（1）心脏瓣膜疾病介入治疗。超声技术在心脏瓣膜疾病介入治疗中具有重要意义。通过超声引导下进行瓣膜球囊扩张、瓣膜置换等手术，可以准确地评估瓣膜病变的程度和治疗效果。超声技术具有实时、动态的优点，可以有效降低手术风险，提高手术成功率。

（2）冠状动脉介入治疗。超声技术在冠状动脉介入治疗中也有着广泛的应用。通过超声引导下进行冠状动脉血管成形术、支架植入等手术，可以准确地评估血管狭窄的程度和治疗效果。

（3）心肌病变治疗。超声技术在心肌病变治疗中也有着重要的应用。通过超声引导下进行心肌射频消融、心肌再同步化治疗等手术，可以精确地定位病变部位，有效改善心肌功能，提高患者的生存质量。

---

[1]　先天性心脏病是指出生时存在的心脏结构异常，是我国儿童最常见的先天性疾病之一。

（4）先天性心脏病介入治疗。超声技术在先天性心脏病介入治疗中同样具有重要意义。通过超声引导下进行先天性心脏病介入手术，如房间隔缺损封堵、室间隔缺损封堵等，可以精确地评估病变部位和治疗效果。超声技术具有无创、安全、便捷等优点，为先天性心脏病的介入治疗提供了重要的技术支持。

第四章

儿科循环系统疾病与超声诊断学

第一节 儿科循环系统常见疾病的诊疗

一、儿科先天性心脏病的诊疗

先天性心脏病（CHD）简称先心病，指胎儿时期心脏血管发育异常导致的畸形，是小儿最常见的心脏病。心脏发育关键期是胚胎第2~8周；胎儿超声心动图检查最佳时期是妊娠第16~28周。卵圆孔-胎儿期正常通路，生后功能性闭合，6个月左右解剖闭合。6个月以内的单纯卵圆孔未闭引起少量左向右分流，心脏听诊胸骨左缘上部可有轻微收缩期杂音，一般是生理性闭合过程，不属于先心病。如果6个月以后仍有单纯卵圆孔未闭，应注意与继发孔型房间隔缺损鉴别。小儿正常肺动脉压为15（舒张压）~30（收缩压）mmHg，平均压为10~20mmHg。正常胎儿为右心负荷占优势，有肺动脉高压，生后逐渐过渡到左心占优势，肺动脉压力也逐渐下降。新生儿、小婴儿超声心动图可有生理性右房、右室大，肺动脉压偏高。儿科先天性心脏病主要分为以下方面：

（一）儿科室间隔缺损的诊疗

室间隔缺损（VSD）为小儿最常见的先心病。缺损直径小于0.5cm为小型缺损，位置多较低，常见于肌部，称Roger病；0.5~1.0cm为中型缺损；大于1.0cm为大型缺损，位置多较高，常见于膜部，较多见。

1. 诊断要点

临床表现，主要包括以下方面：

（1）体征：可有心前区隆起，心脏向左侧扩大，胸骨左缘第3~4肋间可触及收缩期震颤。听诊可闻及3/6级以上粗糙的全收缩期杂音，向心前区和背部传导；如左室增大明显，心尖都可闻及舒张中期隆隆样杂音；P2增强。

（2）症状：小型缺损多无症状，中型和大型缺损可有反复呼吸道感染、乏力、生长发育迟缓，严重者婴儿期即有充血性心力衰竭的表现，当出现梗阻性肺动脉高压和右向左分流时出现青紫。

2．常规检查

（1）心电图：轻者心电图正常，重者左室肥大或左、右室肥大。

（2）胸片：小型缺损可正常，大型缺损心脏中度或中度以上增，以左、右室增大为主，左房也可增大。当出现梗阻性肺动脉高压和右向左分流时则以右室增大为主。肺动脉段突出，肺血增多。主动脉结较小。

（3）超声心动图：左房、左室增大，右室亦可增大，主动脉缩小，室间隔活动正常，二维超声心动图常可显示缺损的存在。彩色多普勒超声血流显像还可以明确分流的方向和速度。

3．治疗要点

儿科室间隔缺损的手术适宜年龄为2～6岁，如病情需要可不受年龄限制。有些病例可选择心导管介入治疗。小型缺损在5岁以内有自行闭合的可能性，可定期复查超声心动图。但干下型不能自行闭合，需手术。

（二）儿科房间隔缺损的诊疗

房间隔缺损较常见。

1．诊断要点

临床表现，主要包括以下方面：

（1）体征：胸骨左缘第2～3肋间闻及2/6级柔和的收缩期喷射性杂音，常无震颤。少数杂音粗糙、响亮3/6级。P2正常或稍增强，P2固定分裂，为重要特征。分流量大者在三尖瓣区听到较短的舒张中期杂音。

（2）症状：女多于男，为（2～3）：1，出现症状较晚。小型缺损无任何症状，仅在查体时发现心脏杂音；缺损大者生长发育迟缓，反复呼吸道感染，在儿童很少发生充血性心力衰竭和梗阻性肺动脉高压。

2．常规检查

（1）心电图：电轴右偏，不完全或完全性右束支传导阻滞，右室、右房肥大。

（2）胸片：轻者完全正常。重者心脏外形中度以上增大，右房、右室增大，肺动脉段突出，肺血增多，主动脉结较小。

（3）超声心动图：右房、右室增大。分流量很大，右室显著增大时室间隔与左室后壁呈同向运动。二维超声心动图能够精准呈现心脏缺损的详细位置和尺度，而多普勒彩色血流显像则能清晰显示分流的程度和方向，为临床诊断提供有力依据。

3. 治疗要点

儿科房间隔缺损手术适宜年龄为2~6岁。有些病例可选择心导管介入治疗。1岁以内的小型房缺有可能自行闭合，可定期复查超声心动图。

（三）儿科动脉导管未闭的诊疗

动脉导管未闭（PDA）较常见。出生后呼吸建立，动脉血氧升高及肺动脉压力下降，使通过动脉导管的血流量显著减少，生后10~15h，导管在功能上关闭（生后3个月内绝大部分在解剖上关闭）。如此时导管继续开放，并出现左向右分流，即构成PDA。导管直径0.5~1.0cm，个别可达2~3cm，长0.7~1.0cm，形态呈管型、漏斗型、窗型或动脉瘤样。

1. 诊断要点

临床表现，主要包括以下方面：

（1）体征：响亮的机器样连续性杂音为本病特点。杂音贯穿收缩期及舒张期，而收缩期更为响亮，在胸骨左缘第2肋间最明显，向左第1肋间及锁骨下传导。在杂音最响处可触及收缩期或连续性震颤。若分流量超过肺循环量的50%以上，往往在心尖部可听到低频的舒张中期杂音。脉压差增大为本病的重要体征。当脉压差很大时，可见枪击音、水冲脉及毛细血管搏动。当出现梗阻性肺动脉高压和右向左分流时，可出现差异性青紫，青紫多限于左上肢和下半身。

（2）症状：女多于男，约3:1。症状的轻重与导管粗细有关，分流量大者可有反复呼吸道感染，生长发育迟缓，严重者婴儿期即有充血性心力衰竭的表现。

2. 常规检查

（1）心电图：分流量较大的有左室肥大，电轴左偏。若呈双室肥大或右室肥大，说明有肺动脉高压。

（2）胸片：分流量大时，心脏增大，以左室增大为主，左房也可增大，肺动脉段突出，肺血增多。升主动脉及主动脉结增大。当出现梗阻性肺动脉高压和右向左分流时则以右室增大为主。

（3）超声心动图：左房、左室有不同程度的增大，二维超声心动图可直接探查到未关闭的动脉导管。彩色多普勒可显示血流的方向及速度。

3. 治疗要点

儿科动脉导管未闭手术适宜年龄为2~6岁，如病情需要可不受年龄限制。有些病例可选择心导管介入治疗。

（四）儿科法洛四联症的诊疗

详见第三章第一节相关内容。

（五）儿科完全性大动脉转位的诊疗

详见第三章第一节相关内容。

二、儿科感染性心肌炎的诊疗

感染性心肌炎包括病毒、细菌、立克次体、螺旋体、真菌及寄生虫感染，其中以病毒性心肌炎最多见。

（一）诊断要点

（1）临床表现。可有心前区不适，如胸闷、乏力、气短、晕厥、恶心、呕吐、腹痛、呼吸困难、多汗、皮肤湿冷、烦躁不安，面色苍白或发绀。血压低，心界扩大、第一心音低钝、心律失常、心脏杂音。

（2）病史。患儿最近2~4周内有上呼吸道感染或腹泻等病毒感染病史。

（3）辅助检查。包括心肌酶、CK-MB质量法、肌钙蛋白、风湿三项、心电图、超声心动图、Holter、病毒PCR、胸片。

（二）诊断标准

1. 临床诊断依据

（1）心脏扩大（X线、超声心动图检查具有表现之一）。

（2）心功能不全、心源性休克或心脑综合征。

（3）CK-MB升高或心肌肌钙蛋白（cTnl或cTnT）阳性。

（4）心电图改变：以R波为主的2个或2个以上主要导联（Ⅰ、Ⅱ、aVF、V5）的ST-T改变持续4d以上伴动态变化，窦房传导阻滞、房室传导阻滞、完全性右或左束支阻滞，成联律、多形、多源、成对或并行性早搏，非房室结及房室折返引起的异位性心动过速，低电压（新生儿除外）及异常Q波。

2. 病原学诊断依据

（1）确诊指标。自患儿心内膜、心肌、心包（活检、病理）或心包穿刺液检查，发现以下之一者可确诊心肌炎由病毒引起：①分离到病毒；②用病毒核酸探针查到病毒核酸；③特异性病毒抗体阳性。

（2）参考依据。有以下之一者结合临床表现可考虑心肌炎系病毒引起：①病程早期患儿血中特异性IgM抗体阳性；②自粪便、咽拭子或血液中分离到病毒，且恢复期血清同型抗体滴度较第一份血清升高或降低4倍以上；③用病毒核酸探针自患儿血中查到病毒核酸。

3．确诊依据

（1）具备临床诊断依据2项，可临床诊断为心肌炎，发病同时或发病前1～3周有病毒感染的证据者支持诊断。

（2）凡不具备确诊依据，应给予必要的治疗或随诊，根据病情变化，确诊或除外心肌炎。

（3）同时具备病原学确诊依据之一，可确诊为病毒性心肌炎，具备病原学参考依据之一，可临床诊断为病毒性心肌炎。

4．临床分期

（1）慢性期：进行性心脏增大，反复心力衰竭或心律失常，病情时轻时重，病程在1年以上。

（2）迁延期：临床症状反复出现，客观检查指标迁延不愈，病程多在半年以上。

（3）急性期：新发病，症状及检查阳性发现明显且多变，一般病程在半年以内。

5．诊断鉴别

应与风湿性心肌炎、先天性心脏病、心内膜弹力纤维增生症、甲状腺功能亢进、β受体功能亢进症进行鉴别。

（三）治疗要点

无特殊治疗。应结合患儿病情采取有效的综合措施，可使大部患儿痊愈或好转。

1．休息恢复

急性期至少应卧床休息至热退3～4周，有心功能不全或心脏扩大者，更应强调绝对卧床休息，以减轻心脏负荷及减少心肌耗氧量。恢复期仍应限制活动、一般不少于6个月。心脏扩大及并发心力衰竭者卧床休息至少3～6个月，病情好转或心脏缩小后逐步开始活动。

2．能量合剂治疗

辅酶Aioou9ATP 20mg、维生素C 100mg/kg，加10%葡萄糖100mL，每日一次静注。

3．抗生素治疗

为防止细菌感染，急性期可加用抗生素，如用青霉素1~2周。

4．心肌代谢酶活性剂

（1）辅酶Q_{10}，10~30mg/d，分2~3次口服。

（2）磷酸肌酸钠，小于3岁者1g，大于3岁者2g加入5%葡萄糖液20~50mL静注。

（3）1，6-二磷酸果糖（FDP），剂量为100~250mg/kg静脉注射，最大量不超过2.5mL/kg（75mg/mL），或最大量200mL/d，静注速度10mL/min，每日1~2次，每10~15日为一疗程。

5．免疫治疗

（1）丙种球蛋白。用于急性重症病人，单剂2g/kg在24h中缓慢静脉滴注，心力衰竭患者慎用，并注意心力衰竭症状是否恶化，以及有无过敏反应。

（2）肾上腺皮质激素。适应证为：急性期并发心源性休克、完全性房室传导阻滞及心力衰竭经洋地黄等治疗未能控制者。用法：甲泼尼龙10mg/（kg·d），静脉滴注3d或地塞米松0.25~0.5mg/（kg·d），氢化可的松5~10mg（kg·d），以后用泼尼松口服每日1~1.5mg/kg，症状缓解后逐渐减量停药，疗程4~8周。对反复发作或病情迁延者，可考虑较长期的激素治疗，疗程不少于半年。常用泼尼松，每日1.5~2mg/kg，2~3周症状缓解后逐渐减量，至8周左右减至每日0.3mg/kg，维持至16~20周，再减量至24周停药。

三、儿科休克的诊疗

休克是人体对有效循环血量锐减的反应，是组织血液灌注不足所引起的代谢障碍和细胞受损的病理过程。有效循环血量，是指单位时间内通过心血管系统进行循环的血量，但不包括贮存于肝、脾和淋巴血窦中或停滞于毛细血管中的血量。有效循环血量依赖充足的血容量、有效的心排血量和良好的周围血管张力，其中任何一个因素的改变超出了人体的代偿限度时，都可导致有效循环血量的急剧下降，造成全身组织、器官氧合血液灌注不足，细胞缺氧和一系列的代谢障碍，从而发生休克。

（一）儿科低血容量性休克

各种原因导致的血管内血容量不足是低血容量性休克的主要病理生理改变，见于出血、腹泻、创伤后等。

1. 病因分析

（1）严重外伤：多见于大血管破裂、腹部损伤所致的肝、脾破裂所致失血性休克。

（2）凝血机制障碍：维生素K缺乏、血小板减少性紫癜等。

（3）胃肠疾病：胃、十二指肠溃疡出血、门静脉高压症所致的食管、胃底曲张静脉破裂出血等。

（4）严重失水：如腹泻伴重度脱水，小婴儿高热伴吐泻，烧伤、腹膜炎可造成大量的细胞外液和血浆的丢失，以致有效循环血量减少，也能引起休克。

（5）肾病综合征：过度限液利尿等。

2. 临床诊断

（1）临床表现。休克临床表现和休克程度。根据休克的病程演变，可分为休克代偿期、休克失代偿期和休克晚期3个阶段。

①休克代偿期：低血容量性休克中，当血容量减少不超过全身血容量的20%时，由于机体的代偿作用，患儿的中枢神经系统兴奋性提高，交感神经活动增加，表现为：精神紧张或烦躁，面色苍白、手足湿冷、心率增快、过度换气等；血压正常或稍高，反映小动脉收缩情况的舒张压升高，故脉压缩小；尿量正常或减少。这时如果处理得当，休克可以很快得到纠正。如处理不当，则病情发展进入失代偿期。

②休克失代偿期：神志淡漠，反应迟钝，口唇肢端发绀，出冷汗、一脉搏细速、血压下降、脉压差更缩小。尿量减少。浅表静脉萎陷，毛细血管充盈迟缓。

③休克晚期：意识模糊，甚至昏迷，皮肤显著苍白，全身皮肤、黏膜明显发绀，四肢冰冷，血压降低且固定不变或不能测出。心率更加增快或转为缓慢。脉搏微弱或触不到；呼吸急促或缓慢、不整。腹胀，肠麻痹；少尿或无尿。此期患儿可出现弥漫性血管内凝血和多脏器损伤。前者表现为皮肤黏膜出血、便血、呕血及血尿，最终导致呼吸衰竭、肾衰竭以及多脏器功能衰竭，甚至死亡

（2）诊断过程。凡遇到大量失血、失水或严重创伤时，应想到休克发生的可能。如发现患儿有精神兴奋、烦躁不安、出冷汗、心率加速、脉压缩小、尿量减少等，即应认为已有休克，如病儿口渴不止、神志淡漠、反应迟钝、皮肤苍白、四肢发凉、呼吸浅而快、收缩压降至90mmHg以下，则应认为已进入休克失代偿期。

（3）临床监测，主要包括以下方面：

①一般监测。a.精神状态：能反映脑组织灌流的情况。患儿神志清楚，反应良好，表示循环血量已够。神志淡漠、神志不清或烦躁、头晕、眼花，或从卧位改为坐位时出现晕厥，表示循环血量不足，休克依然存在。b.血压：有无血压下降，脉压减少。c.脉搏：有无脉搏减弱及增快。脉率细速常出现在血压下降之前。d.肤色温度、色泽：反映体表灌注的情况。观察末梢循环情况，有无末梢循环差（四肢皮肤有无苍白、湿冷；毛细血管再充盈时间延长＞3s）。e.尿量：尿量是反映肾血液灌注情况的指标。留置尿管，观察每小时尿量。

②特殊监测及实验室检查。主要包括以下方面：a.监测动脉压：动脉穿刺插管直接测量动脉压比其他方法更准确，血压降低程度为休克程度及疗效判定的重要指标。b.中心静脉压：反映右室前负荷，它受血容量、静脉血管张力、右心室排血能力、胸腔或心包内压力、静脉回心血量的影响。低于6cm H_2O时，表示血容量不足，用于低血容量性休克与其他休克的鉴别，并为指导输液或利尿治疗的重要参数。正常值为6～12cm H_2O。

③肺毛细血管楔压。反映左心房压。正常值为8～12mmHg，升高时提示肺瘀血或肺水肿。

3. 诊断治疗

低血容量休克的治疗主要集中在补充血容量和积极处理原发病两个方面。

（1）补充血容量：抗休克的根本措施，是尽快恢复循环血量。通过及时地补充血容量，发生时间不长的休克，特别是低血容量性休克，一般均可较快得到纠正，不再需要其他药物。

①首批快速输液：30～60min内静脉快速输入10～20mL/kg等张含钠液，如2：1液、碳酸氢钠液或生理盐水。根据病情，可重复2～3次。如扩容总量达50～100mL/kg以上，需行有创动脉血压监测和超声心动图检查心功能。

②继续输液：根据估计的失液程度或首批快速输液后的反应，继续按每批

10～20mL/kg的1/2张液体静脉输液，一般给2～3次，直至休克基本纠正。失血性休克可给予新鲜全血15～20mL/kg，并监测尿量、心率、呼吸和血压。

③维持输液：指休克基本纠正后24h内输液。一般按正常生理需要的70%给予，即50～80mL/kg，可给含钾的维持液。

（2）治疗原发病：及时补充血容量的同时，积极治疗原发病，如活动性出血者控制出血。

（3）一般紧急措施，主要包括：

①保持呼吸道通畅，必要时可作气管插管或气管切开。

②病儿体位一般应采取头和躯干部抬高约20°～30°、下肢抬高15°～20°的体位，以增加回心静脉血量和减轻呼吸的负担。

③保持病儿安静，避免过多搬动。

④吸氧，可增加动脉血氧含量，有利于减轻组织缺、氧状态。

⑤保暖，但不加温，以免皮肤血管扩张而影响生命器官的血流量和增加氧的消耗。

第六，适当应用镇静剂。

（二）儿科心源性休克的诊疗

心源性休克是由于某些原因使心排血量过少、血压下降，导致各重要器官和外周组织灌注不足而产生的休克综合征。儿科多见于急性重症病毒性心肌炎，严重的心律失常如室上性或室性心动过速和急性克山病等心肌病。

1. 临床表现

症状因原发病不同而异，如病毒性心肌炎患儿往往在感染的急性期出现心源性休克，表现为烦躁不安、面色灰白、四肢湿冷和末梢发绀；室上性阵发性心动过速患儿发作前可有心前区不适、心悸、头晕、胸闷、乏力，听诊时心律绝对规则，心音低钝，有奔马律，并有典型的心电图改变。

（1）休克早期（代偿期）。患儿的血压及重要器官的血液灌注尚能维持，患儿神志清楚，但烦躁不安、面色苍白、四肢湿冷、心动过速、脉搏细弱、血压正常或出现直立性低血压、脉压缩小、尿量正常或稍减少。

（2）休克期（失代偿期）。出现间断平卧位低血压，收缩压降至80mmHg以下，脉压20mmHg以下，神志尚清楚，但反应迟钝、意识模糊、皮肤湿冷及出现花纹、心率更快、脉搏细速、呼吸稍快、尿量减少或无尿〔婴儿<2mL/（kg·

h），儿童<1mL/（kg·h）〕。

（3）休克晚期。重要生命器官严重受累，血液灌注不足，血压降低且固定不变或测不到，患儿出现昏迷、肢冷发绀、脉搏弱或触不到，呼吸急促或缓慢，尿量明显减少〔<1mL/（kg·h）〕，甚至无尿，出现弥散性血管内凝血和多脏器功能衰竭。

2．辅助检查

（1）血常规。大多白细胞计数增多并且中性粒细胞增多。并发弥散性血管内凝血（DIC）时血小板减少。

（2）尿常规。尿中可见红细胞、各种管型、尿蛋白阳性。

（3）血气分析。早期为代谢性酸中毒和呼吸性碱中毒，中、晚期为代谢性酸中毒合并呼吸性酸中毒。氧分压及血氧饱和度降低。

（4）血生化检查。可有血糖、血钾、尿素氮和肌酐升高，心肌酶谱可升高，乳酸水平可升高。

（5）心电图。除原发病的改变外，还可出现ST-T、传导阻滞和心律失常等。

（6）凝血功能。并发DIC时，可有凝血酶原时间延长，纤维蛋白原降低，凝血因子减少，FDP和D-二聚体升高。

（7）胸部X线检查。有肺淤血的征象，同时有胸腔积液及心包积液的表现。

（8）微循环灌注情况检查。皮温低于肛温1℃以上表示休克严重。眼底检查可见小动脉痉挛和小静脉扩张、视网膜水肿。甲皱微血管的管襻数目显著减少，可有微血栓形成。

3．治疗原则

（1）应在严密的血流动力学监测下积极开展各项抢救治疗。

（2）纠正水、电解质及酸碱平衡失调。

（3）纠正低血容量。

（4）合理应用多种血管活性药物和利尿剂。

（5）治疗原发心脏病。

（6）建立有效的机械辅助通气。

（三）儿科感染性休克的诊疗

感染性休克是发生在严重感染的基础上，由致病微生物及其产物所引起的急性微循环障碍、有效循环血容量减少、组织血液灌流不足而致的复杂综合征。感染性休克在儿科较为多见，且病死率较高。

1. 病因分析

（1）各种病原体引起的败血症，主要包括以下方面：

①院内感染：肠杆菌属，克雷伯杆菌属、假单胞杆菌属、MRSA、MRSE、肠球菌、念珠菌等。

②院外感染：葡萄球菌［耐甲氧西林金黄色葡萄球菌（MR-SA）、耐甲氧西林表皮葡萄球菌（MRSE）和凝固酶阴性葡萄球菌］、肺炎链球菌-铜绿假单胞菌以及其他病原体（疱疹病毒、EB病毒、念珠菌、曲霉菌、支原体、钩端螺旋体、不明病原体）。

（2）急性：感染性疾病中毒性痢疾、流行性脑脊髓膜炎、沙门菌感染、轮状病毒肠炎、支气管肺炎、脑炎、脑膜炎、感染性心内膜炎。

（3）住院危重病继发感染系统性红斑狼疮、先天性心脏病、感染性心肌炎、重症肌无力危象、先天性代谢病。

（4）恶性肿瘤：主要是白血病化疗后败血症、肺部感染、胰腺炎、肠道感染和多器官功能障碍综合征（MODS）。

（5）非感染性休克发展为感染性，包括：①混合性休克：意外、中毒、多发性创伤、大手术后、新生儿窒息所致休克；②心源性（心泵衰竭）休克、严重心律不齐、重症先天性心脏病心力衰竭；③低血容量休克：消化道大出血、婴儿腹泻重度脱水、难治性肾病综合征、大手术后出血；④心脏梗阻性休克：心脏压塞、心房黏液瘤、先天性心脏病（流出道狭窄）、肺梗死；⑤内分泌性休克：糖尿病酮症酸中毒、肾上腺危象。

2. 诊断要点

（1）临床表现：主要是由微循环功能障碍，组织缺血、缺氧以及脏器功能衰竭所表现出的临床症状。患儿常有面色苍白、四肢厥冷、呼吸急促、脉搏细弱、血压下降、尿量减少、精神萎靡或烦躁不安等。

①感染性休克（脓毒性休克）代偿期（早期），临床表现符合下列6项中3项：a.意识改变（烦躁不安或萎靡，表情淡漠。意识模糊）；b.皮肤改变［面色

苍白发灰，唇周、指（趾）发紫，皮肤花纹，四肢凉］；c.毛细血管再充盈时间＞3秒（需除外环境温度影响）；d.心率、脉搏改变（外周动脉搏动细弱，心率、脉搏增快）；e.尿量＜1mL/（kg·h）；f.代谢性酸中毒（除外其他缺血缺氧及代谢因素）。

②感染性休克（脓毒性休克）失代偿期：代偿期临床表现加重伴血压下降，意识障碍加重出现昏迷或惊厥，常伴器官功能衰竭。收缩压小于该年龄组第5百分位或小于该年龄组正常值2个标准差。即：1～12个月＜70mmHg（1mmhg＝0.133kPa）；1～10岁＜70mHg+［2×年龄（岁）］；＞10岁＜90mmHg）

（2）临床分型：①暖休克。为高动力型休克早期，可有意识改变、尿量减少或代谢性酸中毒等，但面色潮红、四肢温暖、脉搏无明显减弱，毛细血管再充盈时间无明显延长。此期容易漏诊，且可很快转为冷休克。心率快，血压低，过度通气，CVP高，心输出量低多为失代偿表现。②冷休克。为低动力型休克，皮肤苍白、花纹，四肢凉，脉搏快、细弱，毛细血管再充盈时间延长。儿科以冷休克为多。

（3）多系统器官功能障碍（MODS），主要包括以下方面：

①脑损伤：休克时脑血流下降，氧及能量的供给不足，脑因缺氧而高度抑制，临床出现精神淡漠，甚至昏迷。

②肺功能不全：又称休克肺或成人型呼吸窘迫综合征（ARDS），表现为严重的低氧血症及高碳酸血症，常发生于循环好转后12～24h，多有肺水肿的表现。

③肝衰竭：可出现黄疸、肝大，血清胆红素＞34μmol/L，转氨酶、乳酸脱氢酶均高于正常2倍，白蛋白降低，累及肠胃者可致腹胀、呕吐咖啡色液体或大便潜血阳性。

④心功能不全：心肌收缩力减弱，心输出量减少。冠状动脉供血不足，影响心脏功能，而致心力衰竭。

⑤肾衰竭：常发生在休克时间持续较长者，主要是肾小管变性坏死，致尿量减少或无尿，血清肌酐＞178.6μmol/L。血清尿素氮增加，尿中有红白细胞、蛋白管型，在无尿期经补液、利尿、脱水等治疗后仍无尿，提示有肾衰竭。

（4）病史：感染性休克常发生在某些严重感染性疾病如流行性脑脊髓膜炎、中毒性痢疾、重症肺炎、败血症、急性坏死性小肠炎等，休克发病急、病情重、变化快。

（5）实验室检查，主要包括以下方面：

①血常规白细胞总数和中性粒细胞增多，核左移，有中毒颗粒。

②尿常规：可出现蛋白，红细胞和管型，比重降低。

③如发生DIC，血小板降低，凝血酶原时间延长，其他凝血功能异常。

④血气分析：早期有代谢性酸中毒，pH值及碱储备降低，晚期PaO_2下降，乳酸升高。

3. 临床治疗

治疗目标是维持正常心肺功能，恢复正常灌注及血压：①毛细血管再充盈时间<2s；②外周及中央动脉搏动均正常；③四肢温暖；④意识状态良好；⑤血压正常；⑥尿量>1mL（kg·h）。

（1）液体复苏：充分液体复苏是逆转病情，降低病死率最关键的措施。需迅速建立2条静脉或骨髓输液通道。条件允许应放置中心静脉导管。

①第1小时快速输液：常用0.9%氯化钠，首剂20mL/kg，10～20min推注。然后评估循环与组织灌注情况（心率、血压、脉搏、毛细血管再充盈时间等）。若循环无明显改善，可再给予第2剂、第3剂，每剂均为10～20mL/kg。总量最多可达40～60mL/kg。第1小时输液既要重视液量不足，又要注意心肺功能（如肺部哕音、奔马律、肝大、呼吸做功增加等常示心力衰竭、肺水肿）。条件允许应监测中心静脉压。第1h液体复苏不用含糖液，血糖应控制在正常范围，若有低血糖可用葡萄糖0.5～1g/kg纠正；当血糖大于200mg/dL时，用胰岛素0.05U（kg·h），称强化胰岛素治疗。

②继续和维持输液：由于血液重新分配及毛细血管渗漏等，感染性休克的液体丢失和持续低血容量可能要持续数日，因此要继续和维持输液。继续输液可用1/2～2/3张液体，可根据血电解质测定结果进行调整，6～8h内输液速度5～10mL/（kg·h）。维持输液用1/3张液体，24h内输液速度2～4mL/（kg·h），24h后根据情况进行调整。在保证通气前提下，根据血气分析结果给予碳酸氢钠，使pH达7.25即可。可适当补充胶体液，如血浆等。一般不输血，若HCT<30%，应酌情输红细胞悬液或鲜血，使Hb>10g/dL。在输液过程的持续阶段，务必密切关注患者的循环状态，定期评估所输入的液体量是否适宜，并根据实际情况及时调整输液方案，以确保患者的安全与稳定。

（2）血管活性药物：在液体复苏基础上休克难以纠正，血压仍低或仍有明显灌注不良表现，可考虑使用血管活性药物以提高血压、改善组织灌注。

①肾上腺素0.05~2μg（kg·min）持续静脉泵注，冷休克有多巴胺抵抗时首选。

②多巴胺5~10μg/（kg·min）持续静脉泵注，根据血压监测调整剂量，最大不宜超过20μg/（kg·min）。

③莨菪类药物主要有阿托品、山莨菪碱（654-2）、东莨菪碱。

④去甲肾上腺素0.05~0.3μg（kg·min）持续静脉泵注，热休克有多巴胺抵抗时首选。对儿茶酚胺反应的个体差异很大，用药要注意个体化原则。若有受体敏感性下调，出现对去甲肾上腺素抵抗，有条件可使用血管紧张素或精氨酸血管加压素，此类药物发挥作用不受α受体影响。

⑤硝普钠：心功能障碍严重且又存在高外周阻力的患儿，在液体复苏及应用正性肌力药物基础上，可使用半衰期短的血管扩张剂，如硝普钠0.5~10μg/（kg·min），应从小剂量开始，避光使用。在治疗过程中进行动态评估，适时调整药物剂量及药物种类，使血流动力学指标达到治疗目标。切勿突然停药，应逐渐减少用药剂量，必要时小剂量可持续数天。

⑥正性肌力药物：伴有心功能障碍，疗效欠佳时可用正性肌力药物。常用多巴酚丁胺5~10μg/（kg·min）持续静脉泵注，根据血压调整剂量，最大不宜超过20μg/（kg·min）。多巴酸丁胺抵抗者，可用肾上腺素。若存在儿茶酚胺抵抗，可选用磷酸二酯酶抑制剂氨力农、米力农。

（3）积极控制感染和清除病灶病原未明确前联合使用广谱高效抗生素静点，同时注意保护肾功能并及时清除病灶。

（4）纠正凝血障碍早期可给予小剂量肝素5~10U/kg皮下注射或静脉输注（注意肝素不能皮下注射），每6h一次。若已明确有DIC，则应按DIC常规治疗。

（5）肾上腺皮质激素对重症休克疑有肾上腺皮质功能低下（如流脑）、ARDS、长期使用激素或出现儿茶酚胺抵抗性休克时可以使用。目前主张小剂量、中疗程。可用氢化可的松3~5mg/（kg·d）或甲泼尼龙2~3mg/（kg·d），分2~3次给予。

（6）其他治疗：①注意各脏器功能支持，维持内环境稳定。②保证氧供及通气，充分发挥呼吸代偿作用。可用NCPAP，小婴儿更需积极气管插管及机械通气，以防呼吸肌疲劳。儿童肺保护策略与成人相似。③保证能量营养供给，注意监测血糖、血电解质。

（四）儿科过敏性休克的诊疗

过敏性休克是一种严重的、危及生命的全身或某系统的超敏反应，其特点是迅速出现危及生命的呼吸系统和/或心血管系统的严重改变，常常同时伴有皮肤和黏膜的改变。

1. 诊断要点

（1）触发因素：过敏性休克可以被多种原因触发，常见原因有：食物、药物、毒物。食物所致多出现在儿童期；药物多出现在年龄大的人群。食物中坚果最多见，药物中以肌松药、抗生素、非甾体类抗炎药常见。由食物所致的严重反应30～35min导致呼吸停止；虫叮咬所致严重反应在10～15min后出现；静脉注射药物所致过敏性休克在5min之内出现；过敏性休克所致死亡多在接触过敏原后6h之内。

（2）既往史与家族史：大多患儿有过敏史、特应性皮炎史、哮喘史、过敏性鼻炎史等。家族史包括可有一级亲属过敏史。

（3）临床表现，主要包括以下方面：

①突然发病，迅速进展的症状：①大多数的反应发生在数分钟之内，少有反应慢慢开始。②严重过敏反应开始的时间取决于过敏源的类型。静脉注射引起的过敏反应快于虫叮咬，虫叮咬快于口服消化吸收食物。③患儿有烦躁和/或恐惧。

②神经系统表现由于脑灌注减少而出现意识模糊，烦躁、意识丧失。

③呼吸系统表现：a.由于咽喉水肿，病人感到呼吸、吞咽困难，感觉咽喉梗阻；由于上气道梗阻可致声音嘶哑，可闻高调的吸气性啰音；b.由于下气道梗阻可出现气短、气促、喘息；c.呼吸困难；d.青紫；e.呼吸停止。

④皮肤和或黏膜改变：红斑，荨麻疹，血管神经性水肿。

⑤消化系统的表现：腹痛、排便失禁、呕吐。

⑥循环系统表现：a.皮肤苍白，湿冷；b.心动过速；c.低血压：感觉头晕，晕厥，晕倒；d.意识模糊或意识丧失；e.严重者可出现心电图异常改变；f.心动过缓，进而心跳停止。

2. 辅助检查

辅助检查主要包括：①末梢血嗜酸细胞计数升高；②总IgE升高；③特异性IgE升高。但以上检查不作为急救时的诊断性检查。

3. 临床治疗

超敏反应后心跳停止应立即开始心肺复苏。

（1）病人体位：所有的病人都应安置在舒适的环境中，以下因素应考虑进来：①有气道和呼吸问题者最好要取端坐位，使得呼吸更容易。②有呼吸而意识丧失者应成侧位（救援体位）。③平躺或不抬高下肢对低血压者有帮助。如果病人感觉头晕，不要取坐位或站立，这可造成心跳停止。

（2）移除有可能的触发因素，主要包括：①停止任何有可能引起超敏反应的药物（停止静脉输注胶体液或抗生素）；②食物所致超敏反应后，不推荐催吐；③被蜜蜂叮咬后移除蜜蜂叮刺，尽早移除比选择移除方法重要；④如果移除触发物不可行时，不要延误治疗。

（3）吸氧：初始可给予高浓度氧气，10L/min。

（4）监护：心率、呼吸、经皮血氧饱和度。

（5）药物治疗，主要包括以下方面：

①肾上腺素：肾上腺素是治疗严重过敏反应的重要药物，常用来缓解呼吸困难和增加心排血量，其α受体激动作用可以使外周舒张的血管收缩、减少水肿，其β受体激动作用可扩张支气管、增加心肌收缩力、抑制组胺和白三烯的释放。早期应用肾上腺素，可以减弱严重的IgE介导的过敏反应。

一是，肌注肾上腺素：是抢救过敏性休克用药的第一步，但是肌注肾上腺素不推荐用于已经心跳停止者。儿童肌注：>12岁：0.5mg（同成人）；6～12岁：0.3mg（0.3mL 1∶1000）；6个月～6岁：0.15mg（0.15mL 1∶1000）；<6个月：0.15mg（0.15mL 1∶1000）。如果病人的状态没有改善，间隔5min可再给予。

二是，静注肾上腺素：当有监护的时候才可应用。儿童可以起作用的剂量0.001mg/kg，静注用1∶10000的肾上腺素（0.1mg/mL），0.1～1μg/（kg·min）。

②抗组胺药物：在初步抢救后应用。抗组胺药物是二线治疗严重过敏反应的用药，可阻断组胺介导的血管扩张和支气管收缩，对于其他因子介导的反应没有作用。扑尔敏静脉推注或肌注剂量为：>12岁为10mg，6～12岁为5mg；6个月～6岁为2.5mg。

③静脉液体：用法用量同其他种类休克。

④激素：在初步抢救后应用。皮质激素可以防止和缩短过敏反应过程。氢化可的松用量：＞12岁为200mg；6～12岁为100mg；6个月～6岁为50mg；＜6个月为25mg，静脉缓注。

四、儿科高血压的诊疗

高血压是指体循环血压升高。收缩压受心输出量影响，舒张压受外周血管阻力和自主神经张力影响。肾素-血管紧张素-醛固酮系统（RAAS）在高血压的发病中起重要作用。由于肾（包括肾实质、肾血管）、心血管、内分泌等系统疾病引起的症状性高血压称继发性高血压。而由于饮食结构、生活方式、精神紧张等因素引起的高血压称原发性高血压。高血压本身症状是头晕、头痛等，无特异性。高血压脑病是由于血压急剧升高引起颅内高压、脑水肿，表现为剧烈头痛、呕吐、惊厥、意识障碍。高血压的靶器官是心脏、脑、肾、眼底。高血压性心脏病是由于高血压引起的左室肥厚、扩大、左心力衰竭、右心力衰竭。高血压危象是由于血压急剧升高引起眼底改变、高血压脑病、心力衰竭、肾衰竭。

（一）测量血压的注意事项

（1）取坐位或平卧位，一般测量右上肢。如四肢脉搏不对称，应测量四肢血压。

（2）小儿袖带宽度应为上臂长度的2/3。

（3）脱掉衣袖测量，衣袖勒得过紧可引起血压升高。

（4）充气至动脉搏动消失后再升高20～30mmHg，然后以每秒2～3mmHg的速度缓慢放气。一开始突然出现微弱声音时水银柱的高度定为收缩压，12岁以下儿童以声音变钝时水银柱的高度定为舒张压，13岁以上和成人以声音完全消失时水银柱的高度定为舒张压。儿科也可灵活掌握。

（5）小儿看见穿白大衣的医生为自己测量血压就紧张，引起血压升高称"白大衣高血压"。24h动态血压监测一般正常或大致正常。

（6）运动可引起血压升高，一般不在运动后测量血压。

（二）必查项目与选查项目

1. 必查项目

血、尿、便常规，血沉、风湿三项、术前八项、免疫七项，抗核抗体，肝功能、肾功能、心肌酶、血脂、电解质、糖、氧化碳结合力，甲状腺功能，胰岛功能。胸片、心电图、超声心动图（注意主动脉）。肝胆胰脾肾腹腔淋巴结、肾血管、肾上腺彩超。眼科会诊。如心肌酶谱中的CK-MB升高，应检查CK-MB质量法以消除心外因素影响。

2．选查项目

高血压的选查项目应根据病史、症状、体征提供的线索选择，并与家长沟通。

（1）24h动态血压。

（2）血：血气分析，β-2微球蛋白，ENA、dS-DNA、AN-CA、抗心磷脂抗体，蛋白电泳，网织红细胞、铁三项、铁蛋白，皮质醇，肾素、血管紧张素、醛固酮系统，儿茶酚胺＋多巴胺，性激素。

（3）影像学：肾及肾血管CT、核磁、核素，静脉肾盂造影，肾动脉造影、肾静脉肾素活性，测定，降主动脉、四肢血管、颈部血管、腹部血管彩超、CT、核磁。肾上腺CT，头颅核磁、CT。

（4）尿：沉渣，红细胞相位，β-2微球蛋白，中段尿培养，24h尿蛋白定量，N-乙酰-p-D-氨基葡萄糖苷酶（NAG），17-羟、17-酮类固醇，电解质，3-甲氧基4-羟基苦杏仁酸（VMA），8h尿微量白蛋白排泄率。

（5）病理学：肾活检。

（6）其他：PPD试验、脑电图、腰穿、睡眠监测。

（三）诊断要点

1．继发性高血压

继发性高血压程度较重，可引起高血压脑病、高血压危象等。

（1）肾性高血压，主要包括以下方面：

①肾实质病变：急、慢性肾小球肾炎（包括原发性、继发性）、肾盂肾炎、先天性肾畸形、尿路梗阻、肾盂积水、肾肿瘤、肾功能不全等。

②肾外伤、血肿、蒂扭转等。

③肾血管病变：肾动脉狭窄、畸形或受压，肾动脉血栓，肾静脉栓塞，肾动脉肌纤维发育不良等。血压显著升高，腹部或腰部血管杂音，肾血管彩超、CT、核磁、核素等无创检查，必要时肾血管造影。

（2）心血管系统，主要包括以下方面：

①大动脉炎：需要测量四肢血压。年长女孩，发热伴四肢血压和脉搏改变，大血管部位有血管杂音，可有脑梗死表现、眼底改变，ESR、CRP升高，主动脉系统影像学检查可确诊。

②主动脉缩窄：为先天性心脏病，需要测量四肢血压。上肢血压高、下肢血压低，下肢脉搏减弱或消失，颈部血管杂音，降主动脉彩超等影像学检查可确诊。

（3）内分泌系统，主要包括以下方面：

①甲状腺功能亢进症。

②原发性醛固酮增多症：高血压与低血钾。

③皮质醇增多症：病史、Cushing综合征面容、肥胖、体型变化、多毛、皮肤紫纹等。

④肾上腺性征异常症：男性化与高血压。

⑤嗜铬细胞瘤：血压波动较大，阵发性或发作性高血压，也有低血压，多汗、心悸、心动过速、体重减轻等。

（4）颅内高压，主要包括脑水肿、脑炎、颅内出血、肿瘤、脑干损伤等。

（5）其他，睡眠呼吸梗阻综合征、重金属中毒（铅、汞等）、药物影响等。

2. 原发性高血压

除可有超重、肥胖、代谢综合征外，无原发病表现。在儿科年龄阶段，原发性高血压程度较轻，一般不引起高血压脑病和靶器官损害。

（1）年龄多在10岁以上，初、高中生多见。

（2）血压轻度升高，体格检查和实验室检查正常或大致正常。

（3）精神紧张、学习压力大、睡眠不足者。

（4）有肥胖、高血糖、高血脂、脂肪肝、高尿酸血症、胰岛素抵抗等代谢综合征表现者。

（5）体重超重、肥胖者。

（6）有阳性家族史者，如肥胖、糖尿病、痛风、心脑血管病（高血压、高血脂、冠心病、心绞痛、心肌梗死、脑血栓、脑梗死、脑出血）等。

（四）诊断要点

（1）对正常血压高位或偏高者（临界高血压），应低盐饮食，避免精神紧张、睡眠不足，密切随访血压变化。伴超重、肥胖者，应控制饮食，减体重。

（2）对10岁以下高血压者，应首先除外继发性高血压，如9岁高血压伴超重、肥胖，是否需要除外继发性高血压，可根据临床情况灵活掌握。

（3）对10岁以上高血压，伴超重、肥胖、代谢综合征者，可首先考虑原发性高血压。不伴超重、肥胖、代谢综合征者，是否需要除外继发性高血压下可根据临床情况灵活掌握。

（4）原发性和继发性高血压都可引起血肾素、血管紧张素、醛固酮增高。

（五）临床治疗

1. 继发性高血压

（1）病因治疗。应针对原发病治疗。颅内高压引起的高血压，应积极用甘露醇脱水降颅压，不宜用降血压药物。

（2）高血压脑病、高血压危象。静滴硝普钠，剂量$0.5 \sim 8 \mu g/（kg \cdot min）$。降压不宜过快，最好在治疗开始后6h内降低计划降压的$1/2 \sim 1/3$，在以后$48 \sim 72h$内降压至接近正常。同时应给予吸氧、心肺、血压、血氧监护、甘露醇脱水降颅压、利尿、抗惊厥、保护心肾功能等治疗。

（3）抗高血压药物。ACEI可用于各种高血压，剂量、用法同心力衰竭。硝苯地平（心痛定）为钙通道阻滞剂。普通剂型口服或舌下含服，每次婴儿$0.1 \sim 0.3 \mu g/kg$，儿童$0.2 \sim 0.5 \mu g/kg$，最大量不超过10mg，Q12h或Q8h，副作用为面部潮红、心动过速、口干、头痛等。

2. 原发性高血压

儿科年龄阶段的原发性高血压，一般没有动脉粥样硬化的病理改变和心脑血管病。治疗主要是健康教育，饮食行为干预等非药物疗法。如有头晕、头痛等自觉症状、靶器官损害、代谢综合征等，可用ACEI，但家长和患儿都很难坚持长期用药。

（1）健康教育。提倡健康饮食，膳食结构合理。保持正常体重。学会减轻压力和放松心情，心态平和，心理平衡。家中应自备水银柱式血压计和听诊器，定期测量血压并作记录，门诊长期随访。

（2）减体重。肥胖是高血压的独立危险因素，超重和三胖者需减体重。

（3）控制饮食。低盐、低糖、低脂、低嘌呤饮食，多吃富含钾和钙的食物。

五、儿科原发性心肌病的诊疗

原发性心肌病是一种原因不明的心肌病，具备下列各项中至少一项可考虑心肌病：①充血性心力衰竭未能发现其他心脏病者；②心脏增大，尤其是X线心影呈球形增大，而无其他原因可寻者；③有昏厥发作同时伴心脏增大无其他原因解释者；④心电图示ST段和T波变化或有各种心律失常无其他原因可解释者；⑤体循环或肺循环动脉栓塞无其他原因可解释者。

（一）儿科扩张型心肌病的诊疗

1. 诊断要点

（1）体检：X线及超声心动图显示有心脏扩大，左室或双室扩张。

（2）多见于学龄前及学龄儿童，起病及进展多缓慢，症状轻重不一。

（3）临床大多并发充血性心力衰竭及心律失常，表现为心悸、乏力、气急、水肿、胸闷、呼吸急促、呼吸困难和端坐呼吸等。第一心音减弱，出现第三、四心音和奔马律；心前区有收缩期反流性杂音，为心脏增大，二尖瓣关闭不全所致。

（4）胸片：心脏增大，心胸比例增加，以左室为主或普遍性增大呈球形。肺瘀血或肺水肿，胸腔积液。透视下心脏搏动明显减弱。

（5）超声心动图：各室腔明显增大，以左心室为主；室间隔和左心室后壁运动幅度减低，二尖瓣前后叶开放幅度小；射血分数和短轴缩短率下降；多巴酚丁胺负荷超声心动图，心脏P受体功能反应性低下。

（6）常规心电图及Holter心电图ST-T改变，表现为ST水平降低，T波倒置、低平或双向；异位搏动和异位心律，可出现频繁、多型、多源的室性早搏，并可发展成室性心动过速；传导障碍，表现为房室传导阻滞（Ⅰ~Ⅲ度），室内束支及分支阻滞；心室肥厚。

（7）心导管和心肌活检：对扩张型心肌病超声心动图的诊断价值较大，般不常规进行心导管检查。但在临床怀疑有冠状动脉起源异常时，可选择主动脉根部造影或选择性冠状动脉造影。心导管检查和心血管造影可测定肺动脉压力、肺毛细血管楔压，显示二尖瓣、三尖瓣反流等。心肌活检显示不同程度心肌肥厚，纤维化，没有明显的淋巴细胞浸润。应与病毒性心肌炎及原发性心内膜弹力纤维增生症鉴别。

2. 治疗要点

儿科扩张型心肌病的治疗原则包括：①积极对症治疗，如抢救心源性休克、控制心力衰竭、纠正心律不齐等；②改善心肌营养代谢及能量供应。

（1）一般治疗主要包括：①卧床休息，减轻心脏负荷；②控制呼吸道感染，及时应用抗生素，酌情用丙种球蛋白、干扰素等提高机体免疫力；③切断自身免疫反应。

（2）控制心力衰竭，主要包括以下方面：

①利尿剂：间断使用，不宜长期使用，应注意电解质平衡和血容量改变。

②正性肌力药物：由于心肌病对洋地黄敏感性增加，且疗效较差，应用剂量宜偏小。常采用地高辛维持量法，剂量为正常的1/2~2/3，长期应用。其他正性肌力药物如多巴胺和多巴酚丁胺，以及具有正性肌力和扩张血管双重作用药物如氨力农和米力农等可根据临床需要选择使用。

③扩血管药物：对重症和顽固性经一般治疗无效的患儿常可获得满意疗效。常用药物有硝普钠和硝酸甘油。硝普钠一般有效剂量为每分钟1~8μg/kg，停药时，应逐渐减量；硝酸甘油剂量为每分钟0.5~5μg/kg，静脉点滴，从小剂量开始，根据临床需要逐渐加量，随时调节用量，为避免耐药性的产生，一般每天静脉点滴时间不超过6h。

（3）血管紧张素转换酶抑制剂：目前临床使用较多的是卡托普利和依那普利。卡托普利0.5~4mg/（kg·d），分3次服用；依那普利0.08~0.1mg/（kg·d），每日1次，疗程4~12周。

（4）钙通道阻滞剂：维拉帕米，每次2mg/kg，每日3~4次。硫氮唑酮，每次0.5mg/kg，每8h1次，如无不适，2~4周后可加倍。

（5）抗心律失常治疗：扩张型心肌病选择抗心律失常药物时，应注意两点：①大多数抗心律失常药具有负性肌力作用，②抗心律失常药物的致心律失常作用，尤其是在扩张性心肌病心肌电活动发生紊乱的情况下。目前首选第三类抗心律失常药物胺碘酮，因其负性肌力作用弱；根据临床需要，亦可选择β受体拮抗治疗。

（6）β受体拮抗剂：从小剂量开始，严密观察下逐渐增加剂量。临床常用的有美托洛尔和阿替洛尔。美托洛尔口服剂量为0.5～1mg/kg，每日2～3次；阿替洛尔口服0.5～1mg/kg，每日1～2次。

（7）抗凝药：严重心力衰竭特别是合并房颤时，为预防栓塞性并发症给予抗血小板凝集药。栓塞形成时，可用肝素或尿激酶治疗。

（8）心脏移植：对终末期、重症和治疗无效的扩张型心肌病可施行心脏移植手术。

（9）免疫治疗：大剂量丙种球蛋白可改善机体免疫调节功能和增加心脏收缩功能，总量为1～2g/kg。干扰素和胸腺素有一定的疗效。对发现与免疫学异常有关的心肌炎性病变，或心力衰竭不易控制的危重病例，可考虑应用肾上腺皮质激素。

（10）营养心肌及改善心肌代谢的药物，主要包括以下方面：

①1，96-二磷酸果糖（FTP）1～2.5mL（kg·d），75mg/mL，最大量200mL/d，每日1～2次，静脉注射，在5～20min内静脉滴注，7～10d为1疗程，可重复3～4个疗程。

②天门冬氨酸钾镁20～40mL（20mL含钾离子103.3mg，镁离子33.7mg）加于5%葡萄糖液250～500mL中，静脉滴注，每日1次。

③辅酶Q_{10}的用量为30～60mg/d，分次服，疗程1～3个月。

④其他，如：极化液，ATP，辅酶A，细胞色素C，肌苷，维生素C、B_1、B_6等。

（二）儿科肥厚性心肌病的诊疗

本病可见于婴儿及新生儿，约1/3有家族史。左心室肥厚，分布在流出道、室间隔中部或心尖部。常以左室肥厚与室间隔不对称肥厚为特点。心室收缩功能正常而舒张功能受损，使左室充盈困难；因而心排血量减少。

1．诊断要点

（1）体征：心界向左扩大，在心尖内侧可听见收缩期喷射性杂音，第二心音呈反向分裂（P2在前，A2在后）。

（2）症状：早期为运动后呼吸困难，逐渐有乏力、心悸、心绞痛、头晕、昏厥，也可发生猝死。心力衰竭不多见。

（3）常规心电图及Holter心电图：左室肥厚，可出现异常Q波，常见于Ⅱ、

Ⅲ、aVF、V3、V5导联oST段下降及T波倒置、左房肥大。

（4）超声心动图：室间隔肥厚较左室壁明显，室间隔与左室壁厚度比值为>1.5。

（5）X线检查：有不同程度心脏扩大，但缺乏特异性。

（6）心内膜心肌活检：室间隔组织学检查含有大量结构破坏的、肥大的、排列紊乱的心肌细胞。

2. 治疗要点

限制激烈运动，减轻症状及防止骤死。可用普萘洛尔每日3～4mg/kg，可达120mg/d，根据症状及心率加减剂量；对普萘洛尔无效者可用钙通道阻滞剂改善症状，维拉帕米每次2mg/kg，每日3～4次。有室性心律失常可用胺碘酮；地高辛和利尿剂可加重左室流出道梗阻，应尽量不用，有严重充血性心力衰竭者可用小剂量地高辛及普萘洛尔。如内科治疗无效，压力阶差超过9.3kPa（70mmHg），可行室间隔肥厚肌肉切除术。

（三）儿科限制性心脏病的诊疗

限制性心脏病常见于儿童及青少年。病变主要为心内膜及心肌纤维化，使心室收缩与舒张均发生障碍，心室腔减小，心室充盈受限制，心室顺应性下降，回心血量有障碍，心排血量减少，但流出道无变化.心腔闭塞是晚期病例的特征。

1. 诊断要点

（1）X线检查：心脏有中至重度增大，呈球形或烧瓶状。心搏减弱J市野瘀血。

（2）临床表现：表现为原因不明的心力衰竭。临床表现随受累心室及病变程度有所不同：右心病变为主者表现为肝大、腹水、下肢水肿、颈静脉怒张；左心病变为主者常有呼吸困难、咳嗽、咯血、胸痛，有时伴肺动脉高压表现。多数无杂音或有轻度收缩期杂音，可有栓塞表现。

（3）心电图：常见心房肥大、房早、ST-T改变，可有心室肥厚及束支传导阻滞，24h心电图可发现潜在致死性心律失常。

（4）超声心动图：示左、右心房明显扩大，左右心室腔变小，房室瓣、腱索、乳头肌及心尖部心内膜增厚，常有三尖瓣及二尖瓣关闭不全，心室早期充盈突然限制，快速充盈相明显缩短，左心室等容舒张时间明显减少。

2．鉴别诊断

除外其他的心脏病，如先天性心脏病、风湿性心脏病、继发性及地方性心肌病。有时应与缩窄性心包炎鉴别困难，必要时可做心血管造影和心内膜心肌活检。

3．治疗要点

无特殊治疗，以对症药物为主。有水肿、腹水者可用利尿剂，为防止栓塞可用抗凝药。钙通道阻滞剂可增加心室顺应性和心搏出量。外科治疗为手术切除心内膜下纤维组织。

第二节　儿科循环系统疾病的超声诊断

一、儿科先天性心脏病超声诊断

（一）儿科先天性心脏病的分类与超声表现

儿科先天性心脏病的分类方法多样，但通常根据其解剖结构和病理生理特征进行划分。常见的分类方法包括按解剖位置、血流动力学改变以及畸形类型进行分类。根据解剖位置，先天性心脏病可分为左向右分流型、右向左分流型、混合型和无分流型。左向右分流型主要包括房间隔缺损和室间隔缺损；右向左分流型则以法洛四联症为代表；混合型如完全性大动脉转位；无分流型如主动脉缩窄等。

超声心动图作为无创、实时的影像学检查方法，在儿科先天性心脏病的诊断中发挥着关键作用。"进行先天性心脏病筛查可及早诊断该病，进而确保患儿获得早期治疗，以提高临床疗效，改善预后。"[1]不同类型的先天性心脏病在超声心动图上的表现各有特点。先天性心脏病的超声表现主要包括以下方面：

（1）房间隔缺损。超声心动图表现为房间隔中部回声中断，形成左向右分

---

[1]　白合提尼沙·阿克阿吉，史宣富．彩色多普勒超声在小儿先天性心脏病中的临床诊断价值［J］．影像研究与医学应用，2019，（13）：148.

流。同时，由于右心房接受来自左心房的额外血液，导致右心房、右心室增大，右心室流出道扩张。彩色多普勒超声可显示左向右分流束，进一步证实房间隔缺损的存在。

（2）室间隔缺损。超声心动图下，室间隔回声中断，形成室间隔缺损。由于左心室血液经缺损处流入右心室，导致左心室、左心房增大，肺动脉扩张。彩色多普勒超声可显示室间隔缺损处的过隔血流，有助于明确缺损的位置和大小。

（3）法洛四联症。超声心动图表现为室间隔缺损、右室流出道狭窄、主动脉骑跨及右心室肥厚。室间隔缺损的超声表现与上述VSD类似，而右室流出道狭窄则表现为右室流出道局部回声增强，内径变窄。主动脉骑跨则表现为主动脉前移并骑跨在室间隔上，右心室肥厚则是由于右心负荷增加所致。

（4）完全性大动脉转位。超声心动图可见主动脉和肺动脉位置交换，即主动脉起源于右心室，肺动脉起源于左心室。同时，心脏各腔室的相对解剖关系异常，如左心室呈右心室形态，右心室呈左心室形态等。彩色多普勒超声可显示主动脉和肺动脉的起源及血流方向，进一步证实大动脉转位的诊断。

（5）主动脉缩窄。超声心动图下，主动脉峡部局部狭窄，内径变细。由于主动脉缩窄导致左心室后负荷增加，左心室代偿性肥厚增大。彩色多普勒超声可显示主动脉缩窄处的血流加速及湍流，有助于评估缩窄程度和血流动力学改变。

（二）超声诊断在先天性心脏病筛查与诊断中的应用

（1）在产前筛查中，胎儿超声心动图能够早期发现先天性心脏病，为早期干预和治疗提供有力支持。尤其是在孕中期（18～22周）进行详细的解剖检查，可显著提高先天性心脏病的检出率。其次，在新生儿和婴幼儿中，超声心动图能够清晰显示心脏解剖结构，帮助识别各种先天性畸形。通过二维成像和多普勒成像技术，能够准确评估心内和心外血流情况，为临床诊断提供有力依据。

（2）在先天性心脏病的诊断过程中，超声心动图不仅在诊断初期起到决定性作用，还在术前评估、术后随访及长期管理中发挥重要作用。例如，在复杂先天性心脏病的术前评估中，超声心动图可以详细描述大动脉的空间关系、冠状动脉起源及走行等关键解剖信息，为手术方案的制定提供重要参考。在术后随访中，超声心动图能够监测心脏结构和功能的变化情况，及时发现并处理可能出现的并发症和后遗症。此外，三维超声成像技术的应用进一步提高了先天性心脏病的诊断精度和效率，为临床诊断和治疗提供了更加全面和准确的信息支持。

二、儿科心脏瓣膜疾病的超声诊断

（一）儿科心脏瓣膜疾病的超声表现

心脏瓣膜疾病在儿科中主要包括先天性瓣膜畸形和获得性瓣膜疾病两大类。先天性瓣膜畸形多由于胚胎发育过程中的异常导致，如瓣膜的发育不全、瓣叶融合等。而获得性瓣膜疾病则多由于感染、风湿热、退行性病变等因素引起，如风湿性心脏病、感染性心内膜炎等。常见的瓣膜病变有二尖瓣狭窄或关闭不全、主动脉瓣狭窄或关闭不全、三尖瓣狭窄或关闭不全及肺动脉瓣狭窄或关闭不全。

超声心动图作为儿科心脏瓣膜疾病的首选影像学检查方法，其诊断价值已被广泛认可。通过超声心动图，医师可以观察到心脏瓣膜的形态、结构、运动情况及血流动力学改变，从而为诊断提供重要依据。以下是常见心脏瓣膜疾病的超声表现：

（1）二尖瓣狭窄。在超声心动图中，二尖瓣狭窄表现为二尖瓣前叶和后叶增厚，活动度受限，二尖瓣口面积减小，左心房扩大。利用多普勒超声技术可以进一步评估跨瓣压差，确定狭窄的严重程度。对于儿科患者，超声心动图不仅能够检测到瓣膜的结构异常，还能量化病变的程度，为进一步治疗提供基础。

（2）二尖瓣关闭不全。二尖瓣关闭不全在超声心动图下显示二尖瓣叶返流，伴随着左心房、左心室的增大，以及收缩期反流血流信号。反流量的多少和反流程度可通过反流面积、反流射流等指标进行评估。多普勒超声可以精确地测量这些参数，帮助确定病变的严重性及其对心功能的影响。

（3）主动脉瓣狭窄。超声表现为主动脉瓣叶增厚、钙化，活动度受限，左心室壁肥厚。多普勒超声技术可以测量跨瓣压差，评估狭窄的严重程度。在儿科中，主动脉瓣狭窄通常伴随着左心室压力负荷增加，需要精细的超声评估以制定适当的治疗策略。

（4）主动脉瓣关闭不全。在超声心动图下，主动脉瓣关闭不全表现为主动脉瓣叶返流，左心室扩大，舒张期反流血流信号。反流量和反流程度可通过反流射流的宽度及深度进行评估。多普勒超声提供了精确的血流动力学数据，有助于全面了解病情并规划治疗。

（5）三尖瓣狭窄。超声表现分别为三尖瓣叶增厚、活动度受限及三尖瓣返流。三尖瓣狭窄时，右心房扩大；而三尖瓣关闭不全时，右心房、右心室均增大。通过超声心动图，可以清楚地看到右心系统的变化，帮助判断病变对心功能的具体影响。

（6）肺动脉瓣狭窄。肺动脉瓣狭窄的超声表现为肺动脉瓣叶增厚、活动度受限；而肺动脉瓣关闭不全则表现为肺动脉瓣叶返流。肺动脉瓣狭窄时，右心室壁肥厚，肺动脉主干及其分支扩张；而肺动脉瓣关闭不全时，右心室扩大。超声心动图能够详细展示这些结构变化，为诊断和治疗提供重要依据。

（二）超声诊断在心脏瓣膜疾病评估中的运用

1. 二尖瓣狭窄的评估

在评估二尖瓣狭窄时，超声心动图能够提供详细的解剖和功能信息。二维超声可以显示二尖瓣叶的增厚、钙化以及瓣口狭窄的具体形态。通过M型超声，可以评估瓣叶的运动模式，判断是否存在典型的"开口拍击"现象，这是二尖瓣狭窄的重要特征。多普勒超声在评估二尖瓣狭窄的严重程度中发挥关键作用。通过脉冲多普勒技术，可以测量二尖瓣口处的血流速度，计算跨瓣压差。这一数据对于判断狭窄的严重程度至关重要。同时，彩色多普勒超声能够直观显示二尖瓣口的血流束，帮助确定狭窄的位置和流速变化。

2. 二尖瓣关闭不全的评估

在评估二尖瓣关闭不全时，超声心动图能够精确测量反流面积、反流射流及左心室射血分数，评估反流的严重程度及对心功能的影响。二维超声可以显示二尖瓣叶的结构异常，如增厚、挛缩或脱垂，并评估左心房和左心室的扩张情况。M型超声可用于观察二尖瓣的运动情况，评估瓣叶是否存在异常运动或脱垂。多普勒超声通过测量二尖瓣反流的血流速度和面积，可以量化反流的严重程度。彩色多普勒显示反流血流束的宽度和深度，有助于确定反流的体积负荷。此外，连续波多普勒技术可以评估反流的持续时间和强度，为进一步诊断提供依据。

3. 主动脉瓣疾病的评估

对于主动脉瓣狭窄，超声心动图能够测量瓣叶的结构变化、狭窄程度及跨瓣压差，并评估左心室肥厚程度。二维超声可以显示主动脉瓣的形态变化，如瓣叶钙化、增厚或融合。通过M型超声，可以评估主动脉瓣叶的运动模式，确定是否存在运动受限。多普勒超声在评估主动脉瓣狭窄中同样至关重要。脉冲多普勒和连续波多普勒可以测量跨主动脉瓣的血流速度和压差，帮助评估狭窄的严重程度。彩色多普勒能够直观显示狭窄处的血流束，提供详细的血流动力学信息。在主动脉瓣关闭不全的评估中，超声心动图可以测量反流射流的宽度及深度，评估反流量及左心室舒张末期容积。二维超声显示主动脉瓣叶的结构异常，评估左心室和左心房的扩张情况。多普勒超声则通过测量反流血流速度和面积，量化反流的严重程度。彩色多普勒显示反流血流束的范围和强度，有助于确定反流的体积负荷和病变的严重程度。

4. 三尖瓣和肺动脉瓣疾病的评估

三尖瓣和肺动脉瓣病变的评估同样依赖超声心动图，通过多普勒超声技术可以评估反流程度、跨瓣压差及心腔大小变化。二维超声显示三尖瓣和肺动脉瓣的结构变化，如瓣叶增厚、钙化或脱垂，并评估右心房和右心室的扩张情况。多普勒超声在评估三尖瓣和肺动脉瓣疾病中同样发挥重要作用。脉冲多普勒和连续波多普勒可以测量跨三尖瓣和肺动脉瓣的血流速度和压差，帮助评估病变的严重程度。彩色多普勒能够直观显示反流血流束和狭窄处的血流束，提供详细的血流动力学信息。

三、心脏功能评估与血流动力学分析

（一）心脏功能评估指标与方法

在儿科心脏疾病的诊断和管理中，心脏功能的准确评估是确保患儿得到及时有效治疗的关键。心脏功能评估不仅关注心脏的收缩和舒张功能，还涉及心脏的泵血能力和心肌代谢等多个方面。针对儿科患者的特点，需要采用一系列敏感且可靠的评估指标和方法。

（1）射血分数。射血分数是评估心脏收缩功能的重要指标，它反映了心室每搏输出量与心室舒张末期容积的比例。在儿科患者中，由于心脏结构和功能的特殊性，射血分数的正常值范围可能与成人有所不同。因此，我们需要根据患儿的年龄、体重和身高等因素进行个体化评估。

（2）左心室收缩末期容积，这两个指标分别反映了心脏在收缩和舒张状态下的容积变化。通过测量左心室容积，我们可以评估心脏的收缩能力和舒张能力，从而判断心脏功能的强弱。在儿科患者中，由于心脏发育尚未完全成熟，因此我们需要特别注意这两个指标的变化趋势。

（3）心输出量。心输出量是评估心脏泵血能力的重要指标，它反映了心脏每分钟泵出的血液量。心指数则是心输出量与体表面积的比值，用于消除体重差异对心输出量的影响。在儿科患者中，由于体重和体表面积的变化较大，因此需要采用心指数来更准确地评估心脏泵血能力。

第四，超声心动图在心脏功能评估中的应用。超声心动图作为评估心脏功能的主要工具，在儿科领域具有广泛的应用。通过超声心动图，我们可以直观地观察心脏的结构、大小、室壁厚度以及瓣膜的形态和功能。以下是超声心动图在心脏功能评估中的具体应用：①二维超声心动图：二维超声心动图可以清晰地显示心脏的二维结构图像，通过测量左心室内径、面积和体积等参数，我们可以计算射血分数及心输出量。此外，二维超声还可以直接观察心室壁的运动情况及心腔大小变化，从而评估心功能状态。②M型超声心动图：M型超声心动图通过M型曲线测量心腔大小及心室壁运动速度，从而评估心脏收缩和舒张功能。M型超声具有较高的时间分辨率，适合于动态观察心脏活动。③多普勒超声：多普勒超声技术可以测量心脏血流速度及流量，从而评估心输出量及心功能。脉冲多普勒和连续波多普勒技术能够分别评估心内血流速度及跨瓣压差，为心功能评估提供重要参考。④组织多普勒成像：组织多普勒成像技术能够测量心肌运动速度，从而评估心肌收缩和舒张功能。TDI能够提供心肌局部运动的定量信息，对于儿科患者的心功能精细评估具有重要意义。

（二）血流动力学分析在儿科心脏疾病诊断中的应用

血流动力学分析是评估心脏功能和血管状态的重要手段，在儿科心脏疾病的诊断和管理中具有重要应用价值。通过超声心动图的多普勒技术，可以对心脏内外的血流情况进行详细评估，分析血流动力学变化及其对心功能的影响。

第一，跨瓣压差评估。在瓣膜狭窄或关闭不全的情况下，跨瓣压差是评估病变严重程度的重要指标。例如，在二尖瓣狭窄的儿科患者中，通过多普勒技术测量跨二尖瓣压差，我们可以评估狭窄程度及其对左心房的负荷。这对于制定合适的治疗方案及评估治疗效果具有重要意义。

第二，心腔压力测量。心腔压力测量是评估心脏负荷及功能状态的重要手段。通过多普勒技术估算肺动脉压力及右心室压力，我们可以评估肺动脉高压及右心室功能。在复杂先天性心脏病的儿科患者中，心腔压力的评估对手术方案的制定及预后判断具有重要意义。

第三，心输出量及心指数评估。心输出量及心指数是评估心脏泵功能的重要指标。通过测量左室流出道或主动脉血流速度，我们可以计算心输出量及心指数，从而评估心脏泵血能力。在儿科心力衰竭及心功能不全的患者中，心输出量及心指数的变化是评估病情及治疗效果的重要指标。

第四，反流血流分析。在瓣膜关闭不全的情况下，反流血流分析是评估反流严重程度及其对心功能影响的重要手段。通过多普勒技术测量反流血流速度及流量，我们可以评估反流的严重程度及其对心功能的影响。在二尖瓣关闭不全的儿科患者中，反流血流的定量分析有助于确定手术时机及术后疗效评估。

第五，心肌功能评估。心肌功能评估是评估心脏整体功能状态的重要手段。通过组织多普勒成像技术测量心肌运动速度及应变率等参数，我们可以对心肌的收缩和舒张功能进行精细评估。这些参数能够反映心肌的局部功能变化，对于儿科患者中心肌病变及心功能不全的早期诊断具有重要价值。在儿科领域，心肌功能评估尤为重要，因为儿童心肌的可塑性和恢复能力相对较强。早期发现心肌功能异常，并采取及时有效的治疗措施，可以显著改善患儿的生活质量，并降低并发症的风险。

（三）超声心动图在血流动力学分析中的应用

超声心动图作为一种无创、实时、可重复的成像技术，在血流动力学分析中发挥着不可替代的作用。通过超声心动图，可以直观地观察心脏和血管内的血流情况，分析血流动力学变化及其对心功能的影响。

（1）超声心动图可以清晰显示心脏瓣膜的形态和功能，通过测量跨瓣压差和反流情况，评估瓣膜病变的严重程度及其对心功能的影响。这对于制定瓣膜病变的治疗方案及评估治疗效果具有重要意义。

（2）超声心动图可以估算肺动脉压力及右心室压力，评估肺动脉高压及右心室功能。在复杂先天性心脏病的儿科患者中，肺动脉高压是一种常见的并发症，其严重程度与患儿的预后密切相关。通过超声心动图评估肺动脉压力及右心室功能，可以为手术方案的制定及预后判断提供重要依据。

（3）超声心动图还可以测量心输出量及心指数等参数，评估心脏泵血能力。在儿科心力衰竭及心功能不全的患者中，心输出量及心指数的变化是评估病情及治疗效果的重要指标。通过超声心动图实时监测这些参数的变化，可以及时调整治疗方案，提高治疗效果。

第五章

儿科消化系统疾病与超声诊断学

第一节 儿科消化系统的常见疾病分析

一、儿科消化道出血的疾病分析

消化道出血是指由消化道及其他系统疾病致呕血和/或便血。临床表现视其出血量的不同而定，出血量大、速度快，可致出血性休克；若少量慢性出血，则无明显的临床症状，仅有粪隐血阳性，部分患儿可出现慢性贫血的表现。根据出血部位的不同分为上消化道出血和下消化道出血。

（一）儿科消化道出血的病因

（1）感染性因素。各种病原微生物引起的肠道感染（如痢疾、肠伤寒、阿米巴痢疾等）。

（2）消化道局部病变。消化道局部病变主要包括：①食管。胃食管反流和各种病因所致食管炎，门脉高压所致食管下段静脉曲张破裂，食管贲门黏膜撕裂症，食管裂孔疝等。②肠。肠有多发性息肉、肠管畸形、梅克尔憩室、肠套叠，各种肠病，如急性肠炎、克罗恩病、溃疡性结肠炎、急性坏死性小肠结肠炎、直肠息肉、痔、肛裂及脱肛等。③胃和十二指肠。胃和十二指肠是消化道出血最常见的部位。各种原因所致胃溃疡或胃炎、十二指肠球炎或溃疡（大多由过量的胃酸和幽门螺杆菌感染所致）、胃肿瘤等。

（3）全身性疾病：①结缔组织病：系统性红斑狼疮，结节性多动脉炎，贝赫切特综合征（白塞病）等。②血液系统疾病。血管异常，如过敏性紫癜、遗传性出血性毛细血管扩张症；血小板异常，如原发性或继发性血小板减少、血小板功能障碍；凝血因子异常，如先天性或获得性凝血因子缺乏等。③其他。例如食物过敏、严重肝病、尿毒症等。

（二）儿科消化道出血的分类

（1）真性上消化道出血。出血发生于屈氏韧带以上。常见病因包括食管炎、胃部腐蚀性病变、消化性溃疡、Mallory-Weiss综合征（严重呕吐导致食管胃连接处或略低部位一处或多处黏膜撕裂，表现为呕血或黑粪）或食管静脉曲张。

（2）假性胃肠道出血。可由咽下来自鼻咽部的血液（如鼻出血时）引起。新生儿吞咽的来自母亲的血液也是假性胃肠道出血的原因。进食红色食物（如甜菜根、红凝胶）或某些药物后的呕吐物可类似呕血；进食铁剂、铋剂、黑霉或菠菜后排出的大便可类似黑粪。

（3）真性下消化道出血。出血发生于屈氏韧带以下。轻微出血表现为大便带血丝或排便后出几滴血，多由肛裂或息肉引起。炎症性疾病，如炎症性肠病、感染性结肠炎表现腹泻，粪便中混有血液。严重出血（便血或粪便中有血凝块）的病因包括炎症性肠病、梅克尔憩室、溶血尿毒综合征、过敏性紫癜和感染性结肠炎。

（三）儿科消化道出血的临床表现

（1）慢性出血。慢性出血通常表现为反复少量的血液流失，这种流失速度较慢，不易引起人们的注意。然而，正是这种看似微不足道的血液流失，长期累积下来，却可能导致严重的后果。其中，贫血和营养不良是最为常见的并发症。由于血液中含有大量的铁元素和其他营养物质，长期的血液流失会导致这些营养物质的缺乏，进而影响患儿的生长发育和免疫功能。由于出血量较小，且往往没有明显的临床症状，因此很容易被家长和医生忽视，这种隐匿性使得慢性出血的危害更加难以察觉，也更容易被忽视。然而，如果能够通过一些特殊的检查手段，如隐血试验等，及时发现并诊断慢性出血，那么就可以有效地避免其带来的危害。值得注意的是，慢性出血的患儿在排便时，其粪便外观往往正常或颜色稍深，这种表现很容易让家长误以为是正常的生理现象，从而忽视了潜在的健康问题。因此，家长在日常生活中应密切观察孩子的排便情况，一旦发现异常，应及时就医检查。

（2）急性出血，主要包括：①呕血。呕血为上消化道出血的主要表现，呕出血为鲜红或咖啡样，主要取决于血在胃内停留时间，时间短则为鲜红，反之则为咖啡样。②发热。根据原发病和出血量多少可出现不同程度发热，感染性疾病所致出血常伴高热，大量出血由于血红蛋白分解吸收常导致低热，少量出血一般不导致发热。③便血。可为鲜红色、暗红色、果酱样和柏油样，主要取决于出血部位及血液在胃肠腔内停留的时间，上消化道出血或血液在肠腔停留时间长者表现为暗红色或柏油样，下消化道出血或血液在肠腔停留时间短者为红色，越近肛门出血颜色越鲜红。④腹痛。肠腔内积血刺激导致肠蠕动增强，引起痉挛性疼痛和腹泻。⑤失血性休克。出血量少于10%时，无明显的症状和体征；出血量达10%~20%以内时，出现脸色苍白，脉搏增快，肢端发凉，血压下降；20%~25%以内时，出现口渴、尿少，脉搏明显增快，肢端凉，血压下降，脉压差减小；25%~40%时，除上述症状外，出现明显休克症状；多于40%时，除一般休克表现外，还有神志不清、昏迷、无尿、血压测不出。⑥氮质血症。大量出血时，血红蛋白分解吸收引起血尿素氮增高；出血导致休克，肾血流减少，肾小球滤过率下降，休克时间过长，导致肾小管坏死等均可导致氮质血症。

（四）儿科消化道出血的检查项目

1. 儿科消化道出血的实验室检查

（1）血常规检查血红蛋白、红细胞计数、血细胞比容均下降，网织红细胞增高。

（2）肝、肾功能检查除原发肝病外，消化道出血时肝功能大多正常。

（3）粪常规粪便呈黑色、暗红或鲜红色，隐血试验阳性。

2. 儿科消化道出血的特殊检查

（1）内镜检查。内镜检查主要包括以下方面：

①小肠镜检查：由于设备的限制，现在小儿小肠镜只能到达屈氏韧带，在一个较有限的范围内检查，真正意义上的小儿全小肠镜检目前尚未开展。胶囊式的电子内镜对全消化道检查，尤其是对小肠的检查填补了传统内镜的不足，有待于普及开展。

②肠镜检查：对以便血为主的下消化道出血，采用结肠镜检查可较准确诊断结肠病变，并可针对病变的种类采取相应的内镜下止血治疗，如电凝、激光、微波等。

③胃镜检查：对食管、胃和十二指肠出血的部位、原因和严重程度均有较准确的判断。一般在消化道出血12~48h内进行检查，其阳性率较高，但应掌握适应证。原则上患儿休克得到纠正，生命体征稳定而诊断不确定，需要决定是否手术治疗时应尽早进行胃镜检查，以利做出正确诊断，给予及时合理的治疗，并可预防出血的复发。

（2）X线检查。X线检查必须在患儿病情稳定、出血停止后1~2d进行，钡餐可诊断食管及胃底静脉曲张，胃、十二指肠和小肠疾病。钡灌肠可对直肠及结肠息肉、炎性病变、肠套叠、肿瘤和畸形做出诊断。但诊断的准确率不如内镜，而对消化道畸形的诊断价值较高。空气灌肠对肠套叠有诊断和复位作用。

（3）核素扫描。用放射性^{99m}Tc扫描，可诊断出梅克尔憩室和肠重复畸形；当活动性出血速度<0.1mL/min者，用硫酸胶体Tc静脉注射能显示出血部位；对活动性出血速度≥0.5mL/min者，^{99m}Tc标记红细胞扫描，能较准确标记出消化道出血的部位。

（4）造影。通过选择性血管造影可显示出血的血管，根据情况可栓塞治疗。

（五）儿科消化道出血的抢救与治疗

1. 儿科消化道出血的一般抢救

对严重出血或存在低血容量的患儿，要保持呼吸道通畅、维持呼吸和循环功能，给予面罩给氧，建立两条通畅的静脉通道；取血查全血细胞计数、血小板计数、交叉配血、凝血酶原时间（PT）、部分凝血活酶时间（PTT）、肝功能检查，并测定电解质、尿素氮和肌酐。一次血红蛋白或血细胞比容正常不能排除严重出血。治疗可给生理盐水或乳酸盐林格液每次10mL/kg，静脉输入，至患儿情况稳定。如持续出血应输全血。

置留胃管，可判断出血情况、胃减压、温盐水灌洗，给凝血药物，抽出胃酸和反流入胃的物质。选择胃管时直径要尽可能大，距末端5cm处需留置侧孔，以温生理盐水5mL/kg洗胃。勿使用冷盐水，否则可导致低体温。洗胃时胃内液体不能排空多是胃管阻塞引起，可更换胃管。严密观察生命体征和病情变化、心电、呼吸、血压监测、血气分析、出入量记录（注意尿比重）。

为了维持血容量的稳定并纠正酸碱平衡失调，必须合理调整输液的速度和类型。具体而言，这需要根据患者的中心静脉压和每小时尿量来做出决策，这种个性化的治疗方法旨在确保患者体内的液体平衡和酸碱平衡得到恰当的维护，从而保障其生命体征的稳定。如已出现低血容量休克，应立即输血。成人一般须维持PCV>30%、Hb>70g/L，儿童应高于此标准，并根据病情进行成分输血。

2. 消化道出血的药物治疗

药物治疗目的是为减少黏膜损伤，提供细胞保护或选择性减少内脏出血。

（1）减少内脏流血。

①生长抑素及其衍生物：生长抑素能选择性地作用于血管平滑肌，使内脏血流量降低25%～35%，使门脉血流乃至门脉压力下降。使内脏血管张力收缩而

不影响其他系统的血流动力学参数，也不影响循环血压和冠脉张力；对门脉高压患者，生长抑素可以抑制其胰高血糖素的分泌，间接地阻断血管扩张，使内脏血管收缩，血流下降。生长抑素还有其他如抑酸、抑制胃动力及黏膜保护作用。成人临床应用显示合并症明显低于垂体后叶素。

②垂体后叶加压素：主要用于食管、胃底静脉曲张破裂所致出血。静脉滴注垂体后叶素，能有选择地减少60%～70%的内脏血流（主要使肠系膜动脉和肝动脉收缩，减少门静脉和肝动脉的血流量，从而使门脉压降低）。应用剂量为0.002～0.005U/（kg·min），20min后如未止血，可增加到0.01U/（kg·min）。体表面积1.73m² 时，剂量为20U加入5%葡萄糖溶液中10min内注入，然后按0.2U/min加入5%葡萄糖溶液维持静脉滴注。如出血持续，可每1～2h将剂量加倍，最大量0.8U/min，维持12～24h递减。加压素的不良反应包括液体潴留、低钠血症、高血压、心律失常、心肌和末梢缺血。在成人中加用硝酸甘油可减少心肌缺血的不良反应，儿童患者可参照上述情况使用。

（2）止血药。

①肾上腺素：肾上腺素4～8mg+生理盐水100mL分次口服，去甲肾上腺素8mg+100mL冷盐水经胃管注入胃内，保留0.5h后抽出，可重复多次；将16mg去甲肾上腺素加5%葡萄糖溶液500mL于5h内由胃管滴入。

②巴曲酶（立止血）：本品有凝血酶样作用及类凝血酶样作用，可用1kU，静脉注射或肌内注射，重症6h后可在肌内注射1kU，后每日1kU，共2～3d。

③凝血酶：将凝血酶200U加生理盐水10mL注入胃内保留，每6～8h可重复1次，此溶液不宜超过37℃，同时给予制酸药，效果会更好，其他如云南白药、三七糊等均可用于灌注达到止血效果。

④酚磺乙胺（止血敏）：本品能增加血液中血小板数量、聚积性和黏附性，促使血小板释放凝血活性物质，缩短凝血时间，加快血块收缩，增强毛细血管抵抗力，降低毛细血管通透性，减少血液渗出。

（3）内镜止血。上消化道出血可用胃镜直视止血。食管和胃底静脉曲张破裂出血，可在胃镜直视下注入硬化剂，使曲张静脉栓塞机化，达到止血和预防再出血；亦可行曲张静脉环扎术以达到上述目的，但技术要求高。胃和十二指肠糜烂、溃疡出血，可根据病情的不同，选择不同的止血方法，如直接喷洒药物、电凝、激光、微波和钳夹止血等方法。结肠、直肠和肛管出血，可用结肠镜止血，有电凝、激光、微波和钳夹止血等方法；如息肉出血，可进行息肉切除。

（4）抗酸药和胃黏膜保护剂。体液和血小板诱导的止血作用只有在pH值＞6时才能发挥，故H$_2$受体拮抗药的应用对控制消化性溃疡出血有效。可用雷尼替丁（静脉内应用推荐剂量1mg/kg，6～8h用1次）；重症消化性溃疡出血应考虑用奥美拉唑，剂量0.4～0.8mg/（kg·d），静脉滴注；硫糖铝可保护胃黏膜，剂量1～4g/d，分4次。

3. 儿科消化道出血的手术治疗

（1）手术适应证：①大量出血，经内科治疗仍不能止血，并严重威胁患儿生命；②一次出血控制后且诊断明确，有潜在大出血的危险者；③复发性慢性消化道出血引起的贫血不能控制。

（2）手术方式：主要根据不同的病因、出血的部位，选择不同的手术方式。

（3）腹腔镜治疗：开展腹腔镜进行腹部探查、止血成功，进行小肠重复畸形的治疗。

4. 儿科消化道出血的饮食管理

休克、胃胀满、恶心患儿禁食；非大量出血者，应尽快进食；有呕血者，一旦呕血停止12～24h，就可进流食；食管静脉曲张破裂者应禁食，在出血停止2～3d后，仅给低蛋白流食为宜。

二、儿科急性肝功能衰竭的疾病分析

急性肝功能衰竭（AHF）是由多种原因引起的急性、大量肝细胞坏死，或肝细胞内细胞器严重功能障碍，致短期内进展至肝性脑病的一种综合征。AHF不仅是肝脏自身的严重疾病，同时也会引发一系列复杂的病理生理变化，如肝性脑病、微循环障碍、内毒素血症、凝血功能障碍和肾功能衰竭等。由于其病情危重，发展迅速，且病死率较高，因此，对于AHF的治疗，加强病情监护、早期诊断和治疗、有效控制病情进展以及积极预防和治疗并发症，是提高患者存活率的关键措施。

（一）儿科急性肝功能衰竭的病因

小儿急性肝功能衰竭（AHF）的常见病因有：①病毒感染，如甲型、乙型、丙型、丁型和戊型肝炎病毒引起的重症肝炎，其他病毒有单纯疱疹病毒、巨细胞病毒、柯萨奇病毒等。②代谢异常，如肝豆状核变性、半乳糖血症、酪氨酸血症、Ⅳ型糖原贮积症等。③中毒，包括对乙酰氨基酚（扑热息痛）、异烟肼、利福平、四环素等药物，毒蕈等食物，以及四氯化碳等化学物质中毒。④肝缺血缺氧，如急性循环衰竭、败血症引起休克等。⑤其他，如Reye综合征等。

（二）儿科急性肝功能衰竭的临床表现

（1）消化道症状。例如，食欲低下，频繁恶心、呃逆或呕吐，明显腹胀和腹水。

（2）黄疸。黄疸出现后于短期内进行性加深是一特点，但AHF发生于Reye综合征时，则大多无黄疸存在。

（3）肝臭与肝脏缩小。肝臭是体内由于含硫氨基酸在肠道经细菌分解生成硫醇，不能被肝脏代谢而从呼气中排出所致。肝脏进行性缩小提示肝细胞已呈广泛溶解坏死。

（4）精神神经症状。精神神经症状即肝性脑病征象。早期有性格行为异常，短期内可进展为嗜睡、烦躁和谵妄，重者昏迷、抽搐及出现锥体束损害体征。扑翼样震颤是肝性脑病具有的特征性表现之一，但在儿童中不常见到。成人肝性脑病症状分为4级，而小儿AHF进展极快，故一般根据昏迷出现的情况分为早期肝性脑病、肝性脑病（肝昏迷）及晚期肝性脑病。

（5）并发症。可有脑水肿、出血，肝肾综合征，低血压、心律失常，低氧血症，肺水肿，低血糖，水、电解质和酸碱紊乱，以及继发性感染等。AHF时肝外并发症可促进AHF的进展，并成为AHF的主要致死因素。

（三）儿科急性肝功能衰竭的辅助检查

（1）肝功能检查。血清总胆红素一般在171.0μmol/L以上，以直接胆红素升高为主。血清转氨酶活性随总胆红素明显升高，若病情加重，反而降低，呈现"胆酶分离"现象。

（2）凝血功能检查。凝血酶原时间延长，凝血酶原活动度<40%，血浆纤维蛋白原降低等。

（3）血清白蛋白及血胆固醇下降。血尿素氮及肌酐增高，血糖降低或正常，可出现代谢性酸中毒、碱中毒以及低钾、低钠血症等。

（4）病原学检查。例如，检测血清病毒性肝炎相关抗原或抗体，有助于病毒性肝炎的病因诊断。

（5）血氨增高但较成人少见。

（6）B型超声检查。可监测肝、脾、胆囊、胆管等器官大小及有无腹水等。

（7）CT检查。可观察肝脏的大小改变。

（四）儿科急性肝功能衰竭的治疗

急性肝功能衰竭的治疗需要：维持重要器官功能直至肝再生；维持营养，抑制肝细胞坏死和促进肝细胞再生；防治脑水肿、出血等各种并发症。

1. 支持疗法

使用支持疗法需要注意绝对卧床休息。AHF患儿必须限制脂肪摄入、减少蛋白质供给，但又得提供足够的热量，一般为每日提供热量为125.5～167.4kJ/kg（30～40kcal/kg）。饮食可给予米汤或藕粉等碳水化合物。昏迷者鼻饲高渗葡萄糖液，或静脉滴注10%～15%葡萄糖液。对于难以通过胃肠道提供足够热量者，可采取全胃肠外营养。同时适量给予维生素，如维生素B族、维生素C、维生素K等。根据患者的具体情况，每日或隔日进行静脉滴注新鲜血液、血浆及白蛋白，此举不仅有助于补充白蛋白，促进肝细胞的再生，同时还能增强免疫功能，有效预防继发感染的发生。

2. 促进肝细胞发再生

（1）促肝细胞生长素。促肝细胞生长素是从新鲜乳猪肝脏中提取的一种小分子量多肽物质，其作用机制为：刺激肝细胞DNA合成，促进肝细胞再生；保护肝细胞膜；增强肝脏细胞功能，提高清除内毒素的能力；抑制肿瘤坏死因子（TNF）活性的诱生；对T细胞及自然杀伤细胞有免疫促进作用；抗肝纤维化。用法：20～100μg加入10%葡萄糖液100～200mL静脉滴注，每日1次，疗程视病情而定，一般为1个月。

（2）人血白蛋白或血浆。AHF肝脏合成白蛋白的功能发生障碍，输入白蛋白，能促进肝细胞再生，并能提高血浆胶体渗透压，纠正低蛋白血症，防止或减轻腹水与脑水肿，还可结合未结合的胆红素，减轻高胆红素血症。输入新鲜血浆能提高血清调理素水平，调节微循环，补充凝血因子，促进肝细胞再生。用法：白蛋白每次0.5～1.0g/kg，血浆每次50～100mL，两者交替输入，每日或隔日1次。

（3）胰高血糖素–胰岛素。两者共同作用是防止肝细胞继续坏死和促进肝细胞再生，并有改善高血氨症和降低芳香氨基酸的作用。用法为：胰高血糖素0.2～0.8mg，胰岛素2～8U，加入10%葡萄糖液100～200mL中静脉滴注，每日1～2次（亦可按4g葡萄糖给予1U胰岛素，0.1mg胰高血糖素计算），疗程一般为10～14d。

3．改善微循环

（1）山莨菪碱（654-2）。山莨菪碱（654-2）能阻滞α受体，兴奋β受体，调节cAMP/cGMP比值而调整免疫功能，解除平滑肌痉挛，扩张微血管，改善微循环，从而减轻肝缺血及免疫损伤，阻滞肝细胞坏死。用法：每次0.5～1.0mg/kg，静脉注射，每日2次，7～21d为1个疗程。

（2）前列腺素。前列腺素可抑制血栓素合成，扩张血管，抑制血小板聚集，改善微循环，增加肝血流量；还可抑制TNF释放，保护肝细胞膜及细胞器，防止肝细胞坏死。用法：50～150μg溶于10%葡萄糖液100～200mL中缓慢静脉滴注，每日1次，疗程2周。

4．其他治疗

（1）肝脏移植。肝脏移植适应证为：①年龄＜11岁；②重症的乙型肝炎、非甲非乙型肝炎，或药物性肝炎；③肝性脑病深度昏迷＞7d；④血清总胆红素＞300μmol/L；⑤凝血酶原时间＞50s。有以上五项中的三项者，或凝血酶原时间＞100s者，无论其肝昏迷程度如何，均适应做肝移植。

（2）人工肝支持系统（ALSS）。应用ALSS，旨在清除血中毒性物质，争取延长其生存时间，让残存的肝细胞迅速再生，逐渐代偿丧失的肝功能，最终达到恢复。目前ALSS有血液透析、血液灌流、离体肝灌流、血浆分离、全身清洗疗法等方法，但AHF的发病机制很复杂，ALSS与理想的人工肝还存在一定差距。

第二节　儿科消化系统疾病的具体检验

一、儿科蛔虫症的具体检验

在儿科领域，蛔虫症是一种广泛存在的肠道寄生虫疾病，对儿童的健康构成严重威胁。蛔虫不仅会在肠道内寄生，引起一系列肠道症状，如睡眠不安、食欲不振、阵发性脐周痛等，而且在病情严重的情况下，还可能引发更为严重的并发症，如肠穿孔、肠梗阻以及胆道蛔虫症等，这些并发症不仅增加了治疗难度，还可能对儿童的生长发育造成长期不良影响。因此，对儿科蛔虫症进行及时、准确的诊断至关重要。儿科蛔虫症的临床症状多样，但典型的症状往往能为医生提供重要的诊断线索。首先，患儿会出现明显的腹痛感，腹痛部位通常位于脐周或整个腹部，疼痛呈反复性发作。腹痛时，患儿常伴有呕吐、食欲不振、便秘、恶心以及腹泻等症状，这些症状的出现，往往是由于蛔虫在肠道内活动，刺激肠道黏膜所致。其次，部分患儿还会出现磨牙、睡眠不安等非特异性症状，这些症状虽然不具有特异性，但也可作为诊断的参考依据。

除了上述典型的肠道症状外，部分患儿还可能出现呼吸道症状，如气急、咳嗽、吐血丝痰、发热以及哮喘等，这些症状的出现，往往是由于蛔虫幼虫移行至肺部所致。当幼虫在肺部引起炎症反应时，患儿便会出现上述呼吸道症状。病情比较严重的患儿，还可能出现呼吸困难、胸痛以及咯血等症状，此时应高度怀疑为爆发性蛔虫性哮喘。儿科蛔虫症的具体检验方法主要包括以下方面：

（1）病史询问。在对儿科蛔虫症进行诊断时，病史询问是首要步骤。医生应详细询问患儿家属，了解患儿是否有蛔虫病病史，以及是否有便中排虫史或吐虫病史，这些信息对于判断患儿是否患有蛔虫症具有重要意义。此外，医生还应了解患儿的饮食习惯、生活环境等相关信息，以便更全面地评估患儿的病情。

（2）镜检。镜检是诊断儿科蛔虫症的重要方法之一。医生可以取患儿的大便样本，进行显微镜检查。在显微镜下，医生可以观察到蛔虫卵的存在。蛔虫卵的形态和大小具有一定的特征性，医生可以通过镜检结果，结合患儿的临床症状，对蛔虫症进行初步诊断。

（3）临床体征检查。除了镜检外，医生还可以通过观察患儿的临床体征来辅助诊断蛔虫症。例如，患儿的手指甲上可能出现清晰可见的白色小点，这是由于蛔虫幼虫在指甲下移行所致。此外，患儿的面部也可能出现白斑，这是由于蛔虫幼虫在皮肤下移行引起的皮肤过敏反应。当医生观察到这些体征时，应高度怀疑患儿患有蛔虫症。

（4）呕吐物检测。在某些情况下，医生还可以检测患儿的呕吐物来诊断蛔虫症。当患儿出现呕吐症状时，医生可以收集患儿的呕吐物样本，进行显微镜检查。在显微镜下，医生可以观察到蛔虫幼虫的存在。如果呕吐物检测结果显示为阳性，则可进一步证实患儿患有蛔虫症。

二、儿科急性阑尾炎的具体检验

在儿科临床实践中，急性阑尾炎作为一种常见的急腹症，其诊断和治疗一直是医学研究的重点。与成年人相比，儿童急性阑尾炎的病情往往更为严重，且由于儿童年龄较小，表达能力有限，使得诊断难度相对较大。因此，对于儿科急性阑尾炎的具体检验方法，需要更为细致和全面的探讨。

急性阑尾炎在儿科中的临床表现主要包括恶心、呕吐、右下腹疼痛等症状，这些症状虽然与成人相似，但在儿童中可能更为严重和突出。恶心和呕吐是常见的胃肠道症状，可能与阑尾炎症引起的胃肠道功能紊乱有关。右下腹疼痛则是急性阑尾炎的典型症状，表现为疼痛部位固定于右下腹，呈持续性或阵发性加剧。值得注意的是，由于儿童年龄较小，表达能力有限，他们可能无法准确描述疼痛的部位和性质。因此，医生在询问病史时，需要耐心细致地引导患儿，并结合其他临床表现进行综合分析。

（一）体格检查

体格检查在儿科急性阑尾炎的诊断中具有重要意义。医生需要对患儿进行全面的体格检查，包括腹部触诊、听诊、叩诊等。在腹部触诊时，医生应注意右下腹的压痛情况，这是急性阑尾炎的重要体征之一。同时，医生还应关注患儿的体温、脉搏、呼吸等生命体征，以及腹部是否存在腹肌紧张、反跳痛等体征。此外，对于病情较为严重的患儿，医生还应进行血常规、尿常规等实验室检查，以了解患儿的感染程度和肾功能情况，这些检查结果可以为医生提供重要的诊断依据。

（二）辅助检查

在儿科急性阑尾炎的诊断中，辅助检查也起着至关重要的作用。常用的辅助检查方法包括腹腔穿刺、腹部B超等。

（1）腹腔穿刺。对于缺乏典型性特征的阑尾炎患儿，临床上可以进行腹腔穿刺以协助诊断。通过腹腔穿刺，医生可以抽取腹腔内的脓液进行化验，了解感染的程度和病原体的种类，这对于指导临床治疗具有重要意义。同时，腹腔穿刺还可以用于排除其他腹腔疾病的可能性，如腹膜炎、肠梗阻等。

（2）腹部B超。腹部B超是儿科急性阑尾炎诊断中常用的辅助检查方法之一。通过腹部B超，医生可以观察到阑尾的形态、大小以及周围组织的情况。在急性阑尾炎时，阑尾往往呈现肿胀、增粗等改变，周围可能出现积液或脓肿，这些B超图像特征可以为医生提供重要的诊断依据。同时，腹部B超还可以用于排除其他腹部疾病的可能性，如肠套叠、卵巢囊肿等。

（三）诊断流程

在儿科急性阑尾炎的诊断过程中，医生需要综合考虑患儿的临床表现、体格检查和辅助检查结果。对于出现恶心、呕吐并伴有急性腹痛且持续6h以上的患儿，医生应高度怀疑为急性阑尾炎。此时，医生应进行详细的体格检查和必要的辅助检查以明确诊断。对于诊断明确的急性阑尾炎患儿，医生应及时给予手术治疗以切除病变的阑尾。同时，医生还应根据患儿的病情给予抗生素等药物治疗以控制感染。在手术和药物治疗过程中，医生需要密切关注患儿的病情变化，及时调整治疗方案以确保患儿能够早日康复。

三、儿科轮状病毒性肠炎的具体检验

在儿科临床实践中，轮状病毒性肠炎作为一种常见的消化道传染病，其发病主要集中在婴幼儿群体，且呈现出明显的季节性特征，以秋冬季节为发病高峰期。该病症由轮状病毒引起，通过消化道途径传播，给患儿的健康带来严重威胁。因此，对儿科轮状病毒性肠炎进行及时、准确的诊断，对于指导临床治疗具有重要意义。轮状病毒性肠炎在儿科临床上主要表现为呕吐、发热、腹泻等症状。部分患儿还可能出现咳嗽等呼吸道症状，这些症状可能与病毒引起的全身性炎症反应有关。在腹泻方面，患儿的大便次数较多，通常每天可达5~10次，大便呈黄色稀便、水样便或蛋花汤样，一般无腥臭味，这些症状的出现，不仅给患儿带来身体上的痛苦，还可能影响其营养吸收和生长发育。对于儿科轮状病毒性肠炎的诊断，除了根据临床表现进行判断外，还需要借助一系列的实验室检查方法。儿科轮状病毒性肠炎的具体检验主要包括以下方面：

（一）电子显微镜检测粪便中的病毒

电子显微镜是一种高分辨率的显微技术，可以观察到病毒的微观结构。在儿科轮状病毒性肠炎的诊断中，电子显微镜可以通过观察粪便中病毒的典型形态来做出特异性诊断，这种方法具有较高的阳性率，通常可达90%以上。然而，电子显微镜检测需要专业的设备和操作技术，且检测时间较长，因此在实际应用中可能受到一定限制。

（二）病毒特异性抗原的检测

病毒特异性抗原的检测是诊断轮状病毒性肠炎的另一种重要方法。目前，已有多种免疫学方法可用于检测轮状病毒特异性抗原，如酶免疫测定（EIA）、补体结合试验（CF）、免疫荧光（IF）等，这些方法通过检测粪便中轮状病毒的特异性抗原，可以实现对轮状病毒性肠炎的快速诊断。其中，EIA方法具有较高的灵敏度和特异性，适用于大规模筛查；IF方法则可以通过观察荧光信号来判断抗原的存在，操作简便快捷。

（三）粪便中病毒核酸的检测

病毒核酸的检测是诊断轮状病毒性肠炎的另一种重要手段。目前，常用的病毒核酸检测方法包括聚丙烯酰胺凝胶电泳法、核酸杂交法及聚合酶链反应（PCR）等。其中，核酸杂交法具有较高的特异性，可以准确识别轮状病毒的核酸序列；PCR法则具有较高的敏感性，可以检测到极低浓度的病毒核酸，这些方法在轮状病毒性肠炎的诊断中具有重要的应用价值，特别是在病毒载量较低或早期感染时，可以通过检测病毒核酸来确诊。

（四）轮状病毒的血清抗体检测

轮状病毒的血清抗体检测是诊断轮状病毒性肠炎的辅助手段之一。通过检测患者血清中的特异性抗体，可以了解患者对轮状病毒的免疫状态。在发病急性期与恢复期，如果双份血清的抗体效价呈4倍增高，则具有诊断意义，这种方法虽然不能直接检测病毒本身，但可以为轮状病毒性肠炎的诊断提供重要的参考依据。

四、儿科急性细菌性痢疾的具体检验

"细菌性痢疾是由于感染痢疾杆菌而诱发的一种肠道传染性疾病"[1]，其临床表现多样且复杂，主要包括脓血便、腹痛、里急后重、腹泻以及发热等症状，这些症状不仅给患儿带来极大的痛苦，同时也对患儿的生命安全构成威胁。因

---

① 黄卫华. 浅谈常见儿科消化系统疾病的临床检验［J］. 临床医药文献电子杂志，2015，2（27）：5632.

此，对于儿科急性细菌性痢疾的及时、准确诊断显得尤为重要。临床上，对于小儿急性细菌性痢疾的检验，通常依赖于一系列专业的实验检测手段，以确保诊断的准确性和治疗的及时性。

（一）血象检查

血象检查是儿科急性细菌性痢疾诊断中的基础检查之一。在急性期，由于细菌感染引起的炎症反应，患儿的中性粒细胞和末梢血白细胞总数会明显上升，这种变化反映了患儿体内免疫系统的活跃状态，同时也为医生提供了判断感染程度和病情发展的重要依据。通过血象检查，医生可以初步判断患儿是否存在细菌感染，并进一步判断是否为细菌性痢疾。

（二）心肌酶检测及血生化检查

除了血象检查外，心肌酶检测及血生化检查也是儿科急性细菌性痢疾诊断中的重要环节，这些检查可以评估患儿的心肌功能和全身代谢状态，为医生提供更为全面的病情信息。在心肌酶检测中，医生可以通过检测患儿的心肌酶谱变化，了解心肌细胞是否受到损伤。而在血生化检查中，医生可以检测患儿的电解质、血糖、肝肾功能等指标，以评估患儿的整体代谢状态。对于疑似急性细菌性痢疾的患儿，如果其有接触过痢疾患者的病史，医生通常会对患儿的大便进行镜检。在镜检过程中，如果每个高倍镜视野下观察到脓细胞数量大于15个，并伴有红细胞的出现，则可以初步确诊为急性痢疾，这一诊断依据不仅具有较高的准确性，同时也为后续的治疗提供了重要的指导。

（三）粪便常规检查

粪便常规检查是儿科急性细菌性痢疾诊断中的关键环节之一。通过肉眼观察大便的性状，医生可以发现粘血便、脓血便、血水便以及脓样便等典型的痢疾大便特征，这些特征为医生提供了直观的判断依据，有助于快速识别痢疾患儿。在显微镜检查中，医生可以进一步观察大便中的细胞成分。通过显微镜，医生可以清晰地看到大量的吞噬细胞、红细胞以及白细胞等细胞成分，这些细胞成分的变化反映了肠道炎症的严重程度和细菌感染的情况。通过粪便常规检查，医生可以进一步确认患儿是否患有急性细菌性痢疾，并为后续的治疗提供更为准确的依据。

（四）粪便细菌培养

粪便细菌培养是儿科急性细菌性痢疾诊断中的决定性步骤。通过取患儿新鲜粪便的脓血便送去实验室进行培养，医生可以进一步确定感染的细菌种类和类型。在培养过程中，医生会按照常规方法进行分群分型、血清鉴定以及生化检验等步骤，以准确识别感染的细菌种类。通常情况下，细菌性痢疾的病原菌主要包括宋内氏、福氏以及志贺氏等类型的痢疾杆菌。通过粪便细菌培养，医生可以准确地诊断出患儿所患的细菌性痢疾类型，并为后续的治疗提供更为具体的指导。在整个检验过程中，医生需要严格遵循操作规范，确保检验结果的准确性和可靠性。同时，医生还需要根据患儿的病情和临床表现，综合考虑各种检查结果，以制定更为科学、合理的治疗方案。通过及时、准确的检验和诊断，医生可以为患儿提供更为有效的治疗，减轻患儿的痛苦，提高患儿的生活质量。

五、儿科慢性胃炎的具体检验

在儿科领域中，慢性胃炎作为一类常见的胃肠道疾病，其临床表现和诊断过程具有显著的特点和复杂性。由于儿童的身体发育尚未成熟，其慢性胃炎的发病机制、临床表现以及治疗策略与成人存在一定的差异。儿科慢性胃炎的病因复杂多样，可能与感染、饮食不当、药物刺激、精神因素等多种因素密切相关。其中，幽门螺杆菌感染被认为是导致慢性胃炎的重要因素之一，其通过直接作用于胃黏膜，引起胃黏膜的炎症反应和损伤。此外，儿童的饮食习惯、生活方式以及环境因素等也可能对慢性胃炎的发病产生一定的影响。儿科慢性胃炎的患儿通常表现为上腹部疼痛、食欲不振、恶心、呕吐、反酸、嗳气等症状，这些症状可能会随着病情的加重而逐渐加重，影响患儿的日常生活和学习。因此，对慢性胃炎的早期诊断和及时治疗具有重要意义。

（一）病史采集和体格检查

在儿科慢性胃炎的诊断过程中，病史采集和体格检查是不可或缺的重要步骤。医生需要详细询问患儿的病史，包括疼痛的性质、部位、频率及诱因，饮食习惯，药物使用史，精神压力情况等，这些信息有助于医生了解患儿的病情特点和可能的病因。同时，医生还需要进行详细的体格检查，特别是腹部触诊，以确定上腹部是否存在压痛以及压痛的具体部位，这些体格检查的结果可以为后续的诊断和治疗提供重要的参考依据。

（二）实验室检查

实验室检查在儿科慢性胃炎的诊断中具有重要意义。通过实验室检查，医生可以了解患儿的身体状况，评估病情的严重程度，并进一步明确可能的病因。常用的实验室检查包括血常规检查、幽门螺杆菌检测等。

（1）血常规检查。血常规检查是儿科慢性胃炎常用的实验室检查方法之一。通过检查患儿的血液样本，医生可以了解患儿的血红蛋白、红细胞计数、白细胞计数等指标的变化情况。慢性胃炎患儿常表现为贫血，尤其是缺铁性贫血。因此，血常规检查有助于发现贫血的存在及其严重程度，为后续的治疗提供重要的参考依据。

（2）幽门螺杆菌检测。幽门螺杆菌检测是诊断儿科慢性胃炎的重要实验室检查方法之一。由于幽门螺杆菌感染是导致慢性胃炎的重要因素之一，因此检测患儿是否存在幽门螺杆菌感染对于明确诊断和制定治疗方案具有重要意义。常用的幽门螺杆菌检测方法包括呼气试验、血清抗体检测、粪便抗原检测以及胃镜下快速尿素酶试验等，这些检测方法具有不同的敏感性和特异性，医生需要根据患儿的具体情况选择合适的检测方法。

（三）影像学检查

（1）胃镜检查。胃镜检查是诊断儿科慢性胃炎的金标准。通过胃镜检查，医生可以直接观察患儿的胃黏膜情况，了解炎症的严重程度和病变的部位。同时，医生还可以在胃镜下进行活检，以进一步明确病因。胃镜检查虽然具有高度的敏感性和特异性，但由于其操作较为复杂且需要患儿的配合，因此在儿科慢性胃炎的诊断中需要谨慎选择。

（2）超声检查。超声检查是一种无创、无痛的影像学检查方法，适用于儿童患者。通过超声检查，医生可以观察患儿的上腹部器官情况，如肝脏、胆囊、胰腺等是否存在异常。超声检查有助于排除其他可能引起上腹部症状的疾病，如胆囊炎、胰腺炎等。同时，超声检查还可以为胃镜检查提供重要的参考依据，帮助医生制定更合理的治疗方案。

六、儿科急性胰腺炎的具体检验

急性胰腺炎是一种由胰腺自身消化酶异常激活引起的急性炎症反应，其临床表现多样，但通常包括突然发作的上腹部剧烈疼痛、恶心、呕吐、发热等症状。尽管在儿科领域，急性胰腺炎的病例相对较少，但由于儿童的生理特点和疾病发展机制的不同，儿科急性胰腺炎的病情往往更为严重，对患儿的生命安全构成威胁。因此，对儿科急性胰腺炎的及时诊断和准确治疗显得尤为重要。

（一）病史采集与体格检查

（1）病史采集。在儿科急性胰腺炎的诊断过程中，病史采集是首要步骤。医生需要详细询问患儿的病史，包括疼痛的性质、部位、放射部位及诱因。患儿通常会描述疼痛为剧烈且难以忍受的绞痛，部位主要集中在上腹部，并可能放射至背部。同时，医生还需询问患儿是否伴有恶心、呕吐、发热等症状，这些症状的出现有助于进一步确认急性胰腺炎的诊断。

（2）体格检查。体格检查在儿科急性胰腺炎的诊断中同样具有重要地位。医生需要对患儿进行全面的体格检查，特别关注腹部的体征。在体格检查中，医生应注意患儿腹部是否存在压痛，以及压痛的具体部位和程度。此外，医生还应检查患儿的腹肌紧张度和腹部包块等情况，这些体征的出现可能提示胰腺炎的严重程度或并发症的存在。

（二）实验室检查

（1）血清淀粉酶和脂肪酶检测。在儿科急性胰腺炎的诊断中，血清淀粉酶和脂肪酶的检测是不可或缺的实验室检查项目，这两种酶是胰腺分泌的重要消化酶，在急性胰腺炎时，由于胰腺的炎症反应，这两种酶会被异常释放入血，导致血清中其水平显著升高。因此，检测血清淀粉酶和脂肪酶水平是诊断急性胰腺炎的重要依据之一。在儿科患者中，由于年龄和个体差异等因素的影响，血清淀粉酶和脂肪酶的正常值范围可能有所不同，医生需要根据患儿的实际情况进行判断。

（2）血常规检查。血常规检查也是儿科急性胰腺炎诊断中常用的实验室检查项目之一。在急性胰腺炎时，由于炎症反应的存在，患儿的白细胞计数通常会升高。此外，红细胞压积、血红蛋白等指标也可能发生变化，提示患儿可能存在贫血等情况。血常规检查的结果可以为医生提供有关患儿炎症反应和身体状况的信息，有助于评估疾病的严重程度和制定治疗方案。

（3）血生化检查。血生化检查在儿科急性胰腺炎的诊断中同样具有重要意义。通过检测血清钙、肝功能、肾功能及电解质水平等指标，医生可以了解患儿的身体状况和评估疾病的严重程度。例如，低钙血症是急性胰腺炎常见的并发症之一，可能导致心律失常、手足抽搐等症状，因此，检测血清钙水平对于及时发现和处理低钙血症具有重要意义。此外，肝功能和肾功能的检查也有助于评估胰腺炎对患儿其他器官的影响程度。

（四）影像学检查

（1）腹部超声检查。腹部超声检查是儿科急性胰腺炎诊断中常用的影像学检查方法之一。超声检查具有无创、无痛、无辐射等优点，适用于儿童患者。通过超声检查，医生可以观察胰腺的形态、大小、回声等特征，以及胰腺周围是否存在炎症、积液等改变，这些信息有助于医生初步判断患儿是否患有急性胰腺炎以及病情的严重程度。

（2）CT检查。腹部CT检查是诊断儿科急性胰腺炎的重要手段之一。CT检查具有高度的敏感性和特异性，可以详细显示胰腺及其周围结构的变化，包括胰腺的肿大、水肿、坏死以及周围组织的炎症、积液等。此外，CT检查还可以评估疾病的严重程度和并发症的存在，如胰腺假性囊肿、胰腺脓肿等。然而，由于CT检查具有辐射性，对于儿童患者而言需要谨慎选择。在进行CT检查时，医生应尽量减少辐射剂量，并避免重复检查以减少对患儿的影响。

在儿科急性胰腺炎的诊断过程中，医生需要综合病史采集、体格检查、实验室检查以及影像学检查等多方面的信息。首先，医生应详细询问患儿的病史并进行全面的体格检查，以初步判断患儿是否患有急性胰腺炎；其次，医生应进行必要的实验室检查，以进一步确认诊断并评估疾病的严重程度；最后，医生可根据患儿的实际情况选择适当的影像学检查方法，以明确病变部位和程度。在整个诊断过程中，医生应注意与患儿及其家长进行充分的沟通与交流，以缓解他们的焦虑情绪并提高他们的配合度。

七、儿科消化道出血的具体检验

在儿科医学领域中，消化道出血作为一种紧急且复杂的临床症状，对患儿的生命安全构成严重威胁。消化道出血并非单一疾病所致，而是多种潜在疾病的共同表现，包括但不限于消化性溃疡、食管静脉曲张、胃肠道肿瘤、血管发育异常等，这些疾病在儿科患者中的临床表现各异，但通常伴随有呕血、便血、贫血等症状，需及时准确地诊断并治疗。针对儿科消化道出血的检验过程，需要经历一系列系统而详细的步骤，以确保诊断的准确性和治疗的及时性。

（一）病史采集和体格检查

（1）病史采集是诊断儿科消化道出血的首要步骤。医生需详细询问患儿或其家长，了解出血的性质、量及伴随症状，如是否有腹痛、呕吐、发热等。同时，还需了解患儿既往是否有消化性溃疡、肝病等相关疾病史，以及家族中是否有类似疾病的遗传史，这些信息对于判断出血的病因和制定治疗方案具有重要意义。

（2）体格检查是诊断儿科消化道出血的重要环节。医生需仔细观察患儿的面色、皮肤黏膜色泽、脉搏、血压等生命体征，以评估出血的严重程度和患儿的整体状况。此外，还需对患儿的腹部进行触诊和叩诊，了解腹部是否有压痛、反跳痛等体征，以及腹部是否有包块、肠鸣音等异常表现，这些体征对于判断出血的部位和病因具有重要价值。

（二）实验室检查

实验室检查是诊断儿科消化道出血的重要手段之一。通过实验室检查，可以了解患儿的血液学、生化、免疫学等方面的指标变化，为诊断提供客观依据。

（1）血常规检查。血常规检查是诊断儿科消化道出血的基本检查之一。通过检查血红蛋白和红细胞计数等指标，可以评估患儿贫血的程度和类型。血红蛋白和红细胞计数的降低程度与出血的量和持续时间密切相关，因此，血常规检查对于判断出血的严重程度和预测病情发展具有重要意义。

（2）凝血功能检查。凝血功能检查是诊断儿科消化道出血的重要辅助手段之一。通过检查凝血酶原时间、活化部分凝血活酶时间等指标，可以了解患儿的凝血功能情况，排除凝血功能异常导致的出血。凝血功能异常是儿科消化道出血的常见原因之一，因此，凝血功能检查对于诊断具有重要意义。

（3）血型鉴定及交叉配血。对于需要输血的患儿，血型鉴定及交叉配血是必不可少的检查。通过血型鉴定，可以确定患儿的血型，为输血提供基础依据。而交叉配血则可以确保输血的安全性和有效性，避免输血反应的发生。

（三）影像学检查

影像学检查是诊断儿科消化道出血的重要手段之一。通过影像学检查，可以直观地观察消化道及其周围结构的病变情况，为诊断提供重要依据。

（1）胃镜和结肠镜检查。胃镜和结肠镜检查是明确儿科消化道出血部位和病因的主要手段之一。通过内镜可以直接观察到消化道黏膜的病变情况，如溃疡、肿瘤、血管发育异常等。同时，还可以进行内镜下治疗，如止血、取活检等。胃镜和结肠镜检查具有直观、准确、安全等优点，是儿科消化道出血诊断的重要方法。

（2）腹部超声和CT检查。腹部超声和CT检查是辅助评估消化道及其周围结构病变情况的常用方法。通过超声和CT图像，可以观察消化道及其周围结构的形态、大小、位置等变化，了解是否存在肿瘤、炎症、脓肿等病变。此外，还可以评估消化道与周围器官的毗邻关系，为手术治疗提供重要依据。腹部超声和CT检查具有无创、快速、准确等优点，是儿科消化道出血诊断的重要辅助手段之一。

八、儿科乳糜泻的具体检验

乳糜泻是一种复杂的小肠吸收不良综合征，其发病机制主要涉及到患者对谷蛋白（如小麦中的麸质）的异常免疫反应，这一疾病在儿科领域虽不常见，但一旦发病，患儿常表现出腹泻、腹痛、营养不良等一系列症状，严重影响其生长发育和生活质量。因此，对乳糜泻的准确诊断至关重要。乳糜泻的诊断需要综合病史采集、体格检查、实验室检查及病理检查等多方面的信息，以确保诊断的准确性和可靠性。

（一）病史采集与体格检查

（1）病史采集。在乳糜泻的诊断过程中，病史采集是首要步骤。医生需要详细询问患儿的病史，包括腹泻的性质、频率以及伴随症状。腹泻是乳糜泻的主要症状之一，其性质通常为水样或糊状，有时伴有泡沫或未消化的食物残渣。腹泻的频率因患儿个体差异而异，但通常较为频繁。此外，医生还需询问患儿的饮食史，了解患儿是否有摄入谷蛋白（如小麦、大麦、黑麦等）的习惯，以及是否存在食物过敏或不耐受的情况。除了腹泻和饮食史外，医生还需关注患儿的其他伴随症状，如腹痛、腹胀、恶心、呕吐等，这些症状的出现可能与小肠黏膜受损、消化功能减弱有关。同时，医生还需了解患儿的生长发育情况，包括身高、体重、头围等指标，以评估患儿的营养状况和生长发育水平。

（2）体格检查。体格检查在乳糜泻的诊断中同样具有重要地位。医生需要对患儿进行全面的体格检查，特别关注腹部的体征。在体格检查中，医生应注意患儿腹部的形状、大小、压痛、反跳痛等情况。同时，医生还需评估患儿的营养状况，包括皮肤弹性、毛发分布、肌肉发育等指标。营养不良是乳糜泻的常见并发症之一，其表现为体重下降、皮下脂肪减少、肌肉萎缩等。因此，评估患儿的营养状况对于诊断乳糜泻具有重要意义。

（二）实验室检查

（1）血清特异性抗体检测。血清特异性抗体检测是乳糜泻诊断中的重要实验室检查项目之一。医生需要检测患儿血清中的抗组织转谷氨酰胺酶抗体（tTG抗体）和抗内皮抗体（EMA），这两种抗体是乳糜泻的特异性标志物之一，其阳性结果提示乳糜泻的可能性较大。然而，需要注意的是，部分患儿在疾病早期或病情较轻时可能不出现抗体阳性结果，因此抗体检测阴性并不能完全排除乳糜泻的诊断。

（2）营养状态评估。营养状态评估是乳糜泻诊断中不可或缺的实验室检查项目之一。医生需要检查患儿的血清铁、叶酸、维生素B12等营养指标，以评估患儿的营养不良程度，这些营养指标在乳糜泻患儿中常出现降低或缺乏的情况，因此其水平的变化对于诊断乳糜泻和评估病情严重程度具有重要意义。同时，医生还需关注患儿的电解质水平，如钾、钠、氯等，以评估患儿是否存在电解质紊乱的情况。

（三）病理检查

小肠活检。小肠活检是乳糜泻诊断中的关键步骤之一。医生需要通过内镜取小肠黏膜活检组织进行病理检查。在病理检查中，医生需要观察小肠黏膜的形态、结构以及细胞变化等情况。乳糜泻的典型病理表现为绒毛萎缩、隐窝增生及炎细胞浸润等变化，这些病理变化是乳糜泻的确诊依据之一，也是与其他小肠疾病相鉴别的重要依据。小肠活检的过程需要严格遵循无菌操作原则，以避免感染等并发症的发生。同时，医生还需注意取活检组织的部位和数量，以确保取到具有代表性的样本。在活检过程中，医生还需关注患儿的反应和耐受情况，及时调整操作方式和速度以减轻患儿的不适感。

（四）乳糜泻诊断的综合评估

医生需要根据患儿的实际情况选择合适的检查方法并综合分析检查结果以明确诊断。在诊断过程中医生还需注意与患儿及其家长进行充分的沟通与交流以了解患儿的病情和需求并制定相应的治疗方案。同时医生还需关注患儿的营养状况和生长发育情况以提供全面的医疗服务和支持。

第三节　儿科消化系统疾病的超声诊断

一、儿科消化系统疾病的超声诊断方法

在儿科医学领域，消化系统疾病的诊断一直是一个重要的研究方向。随着医学技术的不断进步，超声诊断作为一种无创、安全、高效的检查方法，在儿科消化系统疾病诊断中发挥着越来越重要的作用。超声诊断儿科消化系统疾病的关键在于利用高频探头和高分辨率的超声设备来获取高质量的图像。由于儿童与成人在解剖结构、生理特点等方面存在显著差异，因此，在儿科超声诊断中，医生需要根据患儿的年龄、病情以及检查部位选择合适的探头和检查方法。

对于儿科患者，由于其腹壁较薄，通常使用高频线阵探头进行检查。高频探头能够提供更为细致的图像信息，有助于医生更准确地识别病变部位和性质。此外，医生还需根据患儿的配合程度，采用适当的体位和技巧，确保检查的顺利进行。例如，对于年龄较小的患儿，可以采用俯卧位或侧卧位进行检查，以减少其不适感。在儿科消化系统疾病超声诊断中，医生需要结合患儿的临床表现、病史以及实验室检查结果进行综合分析。通过超声图像的观察，医生可以判断患儿是否存在消化道畸形、炎症、肿瘤等病变，并为临床治疗提供重要依据。随着超声技术的不断发展，三维超声、四维超声等新技术也逐渐应用于儿科消化系统疾病的诊断中，这些新技术能够提供更为立体、直观的图像信息，有助于医生更全面地了解病变情况，提高诊断的准确性。

二、儿科消化系统疾病的超声诊断价值

超声诊断在儿科消化系统疾病中的应用范围广泛。无论是先天性发育异常、炎症性疾病还是肿瘤性病变，超声检查都能发挥其独特的诊断价值。

（1）在先天性发育异常方面，超声检查可以准确诊断食管囊肿、先天性肥厚性幽门狭窄、先天性巨结肠等疾病，这些疾病在患儿出生时或出生后不久即可出现症状，严重影响患儿的生长发育和生活质量。通过超声检查，医生可以及时发现这些异常情况，为患儿制定早期干预和治疗方案。

（2）在炎症性疾病方面，超声检查可以检测肠道炎症、阑尾炎等病变，这些病变在儿科中较为常见，且往往伴随着明显的腹痛、腹泻等症状。通过超声检查，医生可以观察肠道黏膜的充血、水肿、溃疡等病理变化，从而准确判断病变的性质和范围。同时，超声检查还可以为临床治疗提供有力支持，如评估抗生素治疗效果、指导手术时机等。

（3）在肿瘤性病变方面，超声检查能够发现肠道肿瘤、腹腔肿瘤等占位性病变，这些病变在儿科中相对较少见，但一旦发生往往具有恶性倾向。通过超声检查，医生可以观察肿瘤的大小、形态、边界以及血流情况等特征，从而初步判断肿瘤的良恶性。同时，超声检查还可以为肿瘤的进一步诊断和治疗提供重要参考信息，如引导穿刺活检、评估手术切除范围等。

三、儿科消化系统疾病的超声诊断应用

随着超声技术的不断发展，其在儿科消化系统疾病诊断中的应用也在不断拓展和深化。例如，多普勒超声技术能够反映病变的血流状况，进一步提高对病变定性的诊断能力；超声造影技术能够增强超声图像的对比度，提高病变的检出率，这些新技术的应用，使得超声诊断在儿科消化系统疾病中的价值得到了进一步提升。

（一）儿科先天性发育异常的超声诊断

在儿科医学领域中，先天性发育异常是一类不容忽视的疾病，特别是在消化系统，这些异常往往影响患儿的生长发育和生活质量，因此，早期发现和准确诊断对于患儿的康复至关重要。超声诊断作为一种无创、实时、可重复的影像检查方法，在儿科先天性发育异常的诊断中发挥着重要作用。

1. 食管囊肿

食管囊肿是先天性食管发育异常的一种常见类型，多发生于新生儿和婴幼儿，这种异常通常由于食管壁内局部扩张形成囊性结构，导致食管狭窄或梗阻。在诊断食管囊肿时，超声诊断凭借其独特的优势，成为了重要的辅助手段。

超声检查能够清晰地显示食管囊肿的位置、大小和形态。通过使用高频超声探头，医生可以细致地观察到囊肿的壁厚、内部结构以及囊肿与周围组织的关系，这些信息对于确定囊肿的性质、评估其潜在的并发症以及制定治疗方案都至关重要。具体而言，超声检查可以观察到囊肿是否呈圆形或椭圆形，囊壁是否光

滑、完整，以及囊肿内部是否有分隔或回声。同时，超声检查还可以显示囊肿与食管、气管等邻近器官的关系，有助于医生评估囊肿对周围组织的压迫程度和潜在的风险。

在诊断食管囊肿时，超声检查与其他影像检查方法相比具有明显优势。例如，X线检查虽然可以显示食管的轮廓和狭窄程度，但无法提供囊肿内部的详细信息；而CT检查虽然具有较高的分辨率，但因其放射性损伤和费用较高，在儿科应用中受到限制。相比之下，超声检查不仅无创、无辐射，而且操作简便、费用低廉，更适用于儿科患者的检查。

2. 先天性肥厚性幽门狭窄

先天性肥厚性幽门狭窄是婴儿期常见的消化系统疾病之一，主要表现为反复呕吐和体重增长不良。该疾病的发生与幽门肌层的异常肥厚有关，导致幽门管狭窄和梗阻。在诊断先天性肥厚性幽门狭窄时，超声检查是首选的检查方法。通过超声图像，医生可以清晰地观察到幽门肌层的厚度和幽门管的长度。在正常情况下，幽门肌层较薄，幽门管长度适中；而在先天性肥厚性幽门狭窄的患儿中，幽门肌层明显增厚，幽门管长度缩短，这些超声特征为医生提供了明确的诊断依据。

此外，超声检查还可以评估幽门管的通畅性。在患儿进食后，医生可以通过观察幽门管的蠕动情况和食物通过情况来判断幽门管的通畅性，这对于判断疾病的严重程度和制定治疗方案具有重要意义。

3. 先天性巨结肠

先天性巨结肠是由于结肠神经节细胞缺乏引起的先天性疾病，表现为新生儿期的顽固性便秘和腹胀。该疾病的发生与结肠远端神经节细胞的缺乏有关，导致结肠远端痉挛性狭窄和近端扩张。在诊断先天性巨结肠时，超声检查同样发挥着重要作用。通过超声检查，医生可以清晰地观察到结肠的扩张和变形情况。在超声图像上，结肠的扩张部分通常表现为低回声或无回声区，而狭窄部分则表现为高回声区，这些超声特征有助于医生评估病变的范围和严重程度。此外，超声检查还可以帮助医生评估结肠的蠕动情况。在正常情况下，结肠的蠕动是协调而有力的；而在先天性巨结肠的患儿中，由于结肠远端神经节细胞的缺乏，结肠的蠕动往往减弱或消失，这些超声特征为医生提供了重要的诊断信息。

（二）儿科消化系统炎症性疾病的超声诊断

炎症性疾病在儿科消化系统疾病中也非常常见。超声诊断在这些疾病的早期发现和评估中具有重要作用。

1. 肠道炎症

肠道炎症性疾病，如克罗恩病和溃疡性结肠炎，是儿科消化系统炎症性疾病中的重要组成部分，这些疾病通常表现为肠道黏膜的炎症、溃疡和增厚，以及肠壁的结构改变。超声检查在肠道炎症性疾病的诊断中具有独特的优势。

（1）超声检查能够清晰地显示肠道的解剖结构，包括肠壁的层次、肠腔的大小和形态等。在肠道炎症性疾病中，超声检查可以观察到肠壁的增厚和肠腔的狭窄等特征性改变，这些改变不仅有助于医生对疾病的初步诊断，还可以为疾病的严重程度和活动性的评估提供重要的影像学依据。

（2）超声检查可以通过彩色多普勒技术观察病变区域的血流情况。在肠道炎症性疾病中，病变区域的血流通常会增加，这是由于炎症引起的血管扩张和血流加速所致。通过彩色多普勒超声，医生可以观察到病变区域的血流信号增强和血管分布异常等特征，从而进一步评估炎症的活动性和严重程度。

（3）超声检查还可以观察到肠道周围组织的改变。在肠道炎症性疾病中，由于炎症的扩散和浸润，肠道周围组织可能会发生水肿、充血和炎症反应等改变，这些改变可以通过超声检查清晰地显示出来，为疾病的诊断和评估提供重要的补充信息。

2. 阑尾炎

急性阑尾炎是儿科常见的急腹症之一，其临床表现包括腹痛、发热、恶心和呕吐等。由于儿童的阑尾位置较高且变异较大，传统的体格检查和实验室检查在诊断上存在一定的困难。而超声检查作为一种无创、无辐射的医学影像技术，在急性阑尾炎的诊断中具有独特的优势。

（1）超声检查可以清晰地显示阑尾的形态、大小和位置。在急性阑尾炎中，超声检查可以观察到阑尾的增粗、肿胀和周围液体积聚等特征性改变。

（2）超声检查可以观察到阑尾周围组织的炎症反应。在急性阑尾炎中，由于炎症的扩散和浸润，阑尾周围组织会发生水肿、充血和炎症反应等改变。

（3）超声检查还可以观察到阑尾周围的淋巴结肿大和腹腔积液等改变，这些改变在急性阑尾炎的诊断中具有一定的参考价值，有助于医生对疾病的全面评估和诊断。

在超声诊断过程中，医生需要仔细观察和分析超声图像，结合患者的临床表现和实验室检查结果进行综合判断。同时，医生还需要注意超声检查的局限性和误差来源，如肠道气体的干扰、操作技术的差异等。为了提高超声诊断的准确性和可靠性，医生需要不断学习和掌握新的超声技术和诊断方法，并加强与临床科室的沟通和协作。

（三）儿科消化系统肿瘤性病变的超声诊断

肿瘤性病变在儿科消化系统疾病中虽然较为少见，但其诊断和治疗至关重要。超声检查能够提供详细的肿瘤信息，帮助医生做出准确判断。

1. 肠道肿瘤

肠道肿瘤在儿科中虽然较为罕见，但一旦发生，往往会对患儿的健康构成严重威胁。肠道肿瘤的种类繁多，包括良性肿瘤和恶性肿瘤，其临床表现和治疗方法也各不相同。因此，对于肠道肿瘤的早期发现、准确诊断和及时治疗至关重要。在肠道肿瘤的超声诊断中，医生需要仔细观察肿瘤的大小、形态、内部结构及其与周围组织的关系。通过高频超声探头，医生可以清晰地观察到肠道肿瘤的形态和边界情况。良性肿瘤通常边界清晰、形态规则，而恶性肿瘤则可能呈现不规则的形态和模糊的边界。此外，医生还需要注意肿瘤的内部回声情况，如是否存在液化、坏死或钙化等特征，这些特征有助于医生判断肿瘤的性质和恶性程度。除了观察肿瘤本身的特点外，医生还需要注意肿瘤与周围组织的关系。例如，肠道肿瘤可能会压迫或侵犯邻近的肠管、血管或淋巴结等结构。

2. 腹腔肿瘤

腹腔肿瘤是儿科中常见的消化系统肿瘤性病变之一，包括肝脏、胰腺等器官的肿瘤，这些肿瘤可能是良性的，也可能是恶性的，其临床表现和治疗方法因肿瘤类型、位置和大小的不同而有所差异。因此，对于腹腔肿瘤的早期发现、准确诊断和及时治疗同样具有重要意义。在腹腔肿瘤的超声诊断中，医生需要确定肿瘤的位置和大小。通过超声检查，医生可以直观地观察到肿瘤在腹腔内的具体位置，并测量其大小，这些信息对于临床诊断和治疗方案的制定至关重要。例如，对于较大的肿瘤，可能需要采取手术切除的方式进行治疗；而对于较小的肿瘤，则可能采用保守治疗或观察随访的方法。除了确定肿瘤的位置和大小外，医生还需要评估肿瘤的性质和恶性程度。

通过超声检查，医生可以观察肿瘤的内部结构、边界情况和血供情况等特征。良性肿瘤通常内部结构均匀、边界清晰、血供不丰富；而恶性肿瘤则可能呈现不均匀的内部结构、模糊的边界和丰富的血供。此外，医生还可以通过多普勒超声技术评估肿瘤内部的血流情况，进一步了解肿瘤的性质和恶性程度。在腹腔肿瘤的超声诊断中，医生还需要注意肿瘤与周围组织的关系。腹腔内的肿瘤可能会压迫或侵犯邻近的器官和组织，如肝脏、胰腺、肾脏等。通过超声检查，医生可以评估肿瘤对周围组织的影响程度，为临床治疗方案的制定提供重要依据。例如，如果肿瘤侵犯了邻近的器官或血管，可能需要采取更为复杂的手术方案进行治疗；而如果肿瘤与周围组织界限清晰，则可能更容易进行手术切除。

第六章

儿科泌尿系统疾病与超声诊断学

第一节 儿科泌尿系统常见疾病的诊疗

一、急性肾小球肾炎的诊疗

"急性肾小球肾炎（简称急性肾炎）是小儿时期最常见的肾小球疾病。临床上是以急性起病、血尿、高血压、水肿及肾小球滤过率可有所降低为特点的一个综合征；小儿时期以链球菌感染后发生者多见。临床上常区分为链球菌感染后或非链球菌感染者两大类"。[①]

（一）急性肾小球肾炎的临床表现

（1）学龄儿多见。在发病前1~3周，常伴有呼吸道或皮肤链球菌感染的病史。自前驱感染到临床症状出现之间存在无症状间歇期。急性起病时，晨睑肿常为主要症状，严重者可能扩展至全身。血尿是另一个常见的主诉，可能呈现为洗肉水样或深茶色尿。此外，患者可能出现乏力、头痛、头晕、恶心、腹痛、腰部钝痛等症状。在体格检查中，除非出现可凹性水肿，否则常见血压增高的情况。

（2）严重的病例有以下表现：①严重的循环充血或心力衰竭：烦躁、气急、端坐呼吸、肺底湿性啰音、心率增快，甚至奔马律、肝大等。②高血压脑病：表现有头痛、呕吐、一过性视力障碍，甚至惊厥、昏迷。③急性肾衰竭：持续尿少、严重氮质血症、电解质紊乱（高钾、低钠、高磷血症）、代谢性酸中毒等。

（3）不典型病例有以下表现：①亚临床病例：有链球菌感染史或密切接触史，但无明显临床表现；但血补体测定常呈规律性降低继之恢复的动态变化。②肾外症状性肾炎：患儿无明显尿液改变，但临床有水肿、高血压，甚至呈急性循环充血、高血压脑病。如行反复尿化验及血补体水平的动态观察多可发现其异常。③蛋白尿表现显著者可达肾病综合征水平，甚至有相应的血生化改变。

[①] 王艳.实用儿科疾病诊疗技术［M］.长春:吉林科学技术出版社，2017:140.

（4）实验室和其他检查：①尿液检查：以血尿为主要所见。尿沉渣还可见红细胞管型、颗粒管型及白细胞。尿蛋白一般为+~++。②可见轻度贫血。血沉常增快。③有关链球菌感染的检查，例如，咽或皮肤病灶细菌培养（阳性率一般仅20%~30%），血中抗链球菌溶血素O（ASO）滴度增高（阳性率70%~80%），但皮肤感染引起者ASO常不增高。④血中补体测定：总补体及C3急期明显下降，6~8周恢复。⑤肾功能检查：暂时性血尿素氮（BUN）及肌酐（Cr）升高，肌酐清除率（Ccr）下降。

（二）急性肾小球肾炎的诊断要点

（1）急性疾病以血尿、高血压、水肿为主要表现。

（2）发病前常有感染史，链球菌感染引起者于感染至发病间有一无症状间歇期（1~3周）。

（3）化验检查：尿液以血尿为主。血中ASO常增高，血补体于起病6~8周内降低。肾功能检测可有暂时性BUN、Cr升高。

（4）典型病例一般于2~4周内利尿消肿、肉眼血尿消失、血压恢复正常。尿化验逐步恢复。一般病程不超过6个月。

（三）急性肾小球肾炎的治疗

（1）一般治疗。在起病的头1~2周内，建议患者保持卧床休息，直至血压恢复正常且肉眼血尿消失，然后逐渐恢复活动。在接下来的3个月内，应避免从事重体力活动。对于出现水肿、高血压或少尿的患者，建议采用少盐或无盐饮食。对于存在氮质血症的患者，推荐采用低蛋白饮食。为了彻底清除链球菌感染灶，建议使用青霉素治疗7~10天。对于对青霉素过敏的患者，可以考虑使用红霉素或其他大环内酯类抗生素。

（2）对症治疗。①利尿剂：经控制水盐入量，仍有水肿、高血压、少尿者给予利尿剂。口服可用氢氯噻嗪，每日1~2mg/kg，分2~3次服。明显水肿可用呋塞米，口服或注射每次1~2mg/kg，每日1~2次。②降压药：凡经休息、限盐、利尿而血压仍高者给予降压药。可选用硝苯地平，每次0.25~0.5mg/kg，口服或舌下含服。或利舍平（利血平），首剂0.07mg/kg（最大量不超过2.0mg）肌注或口服，继以每日0.02~0.03mg/kg分2~3次口服。

（3）严重症状的治疗。①高血压脑病：应用速效、高效降压药。可用二氮嗪，每次3~5mg/kg，于1/2~1分钟内静脉注入。也可应用硝普钠5~10mg，溶于10%葡萄糖液100mL中静脉滴注，自每分钟1μg/kg开始，视血压而调整速度，但最高每分钟不超过8μg/kg。本药应新鲜配制，输液瓶以黑纸或铝箔覆盖以避光。有惊厥者应止惊，止惊同时注意呼吸道通畅、给氧及预防脑水肿。②严重循环充血和心力衰竭：给予强力利尿剂。特别注意强心剂的剂量宜小。药物治疗无效者可予透析治疗。

二、慢性肾炎的诊疗

慢性肾炎是指病程超过1年、伴不同程度的肾功能不全和（或）持续性高血压的肾小球疾患而言，可有多种病因及病理类型，故实为一临床综合征。一般呈缓慢进展的病程，部分病例最终进入肾功能衰竭。

（一）慢性肾炎的临床表现

慢性肾炎的病程已超过1年，有轻重不一的水肿、高血压，常有夜尿增多。视肾功能不全程度患儿可有生长发育停滞、疲乏、无力、厌食、恶心、消瘦、贫血、皮肤干燥、瘙痒。最终则呈现尿毒症时各系统器官受累症状。部分病儿症状不明显未引起家长注意，但有感染等诱因时症状可急剧加重。

（二）慢性肾炎的诊断要点

根据1年以上肾小球疾病史，有不同程度的肾功能不全和（或）高血压即可做出临床诊断。但应尽可能明确造成慢性改变的原肾小球疾病类型以及促使其慢性化的因素（如持续的高血压），以便给予相应治疗。儿科患者应注意与下列疾患鉴别：一是遗传性肾炎、先天肾发育不全或畸形；二是慢性肾盂肾炎；三是慢性肾炎病程中在某些诱因时的急性发作应。

（三）慢性肾炎的治疗

（1）一般治疗：病情轻者不必过多限制活动，但宜避免过劳，注意预防和及时治疗各种感染、清除感染灶，并避免应用肾毒性药物。

（2）膳食管理：伴水肿、高血压者适度限盐。蛋白摄入视肾功能不全程度而异，成人一般每日30~40g。当肌酐清除率<正常的15%时，每日蛋白应<0.5g/kg。并注意给予优质蛋白，供足够热量，补充多种维生素。

（3）如果原发的肾脏疾病仍呈活动性改变，则给予相应治疗。

（4）控制高血压，对伴有水钠潴留者应给予利尿剂，并注意其相应的不良反应。

三、肾病综合征的诊疗

肾病综合征是由于肾小球滤过膜对血浆蛋白通透性增高，大量血浆蛋白质自尿中丢失，导致一系列病理生理改变的一个临床综合征。表现有大量蛋白尿、低白蛋白血症、高脂血症、水肿。可由多种病因和病理改变引起。依是否有明确病因可区分为原发和继发两种。又视有否血尿、高血压、氮质血症、血中补体低下否而进一步区分为肾炎型或单纯型。病理可呈多种改变，小儿时期以微小病变多见。

（一）肾病综合征的临床表现

（1）水肿。常为主诉，为可凹性水肿。始自颜面，可及全身，甚至体腔积液，即伴胸水、腹水、心包积液。肾炎型者可有血压增高。

（2）实验室和其他检查。

①尿液检查：尿蛋白定性≥+++，定量24时≥50mg/（kg·d）。尿沉渣镜检常见透明或颗粒管型。还可见红细胞、肾上皮细胞。

②血液生化检查：人血白蛋白下降（<30g/L）。血脂增高，总胆固醇增高显著，此外甘油三酯、极低密度脂蛋白（VLDL）和低密度脂蛋白（LDL）也常增高，血电解质一般正常，血钙有偏低倾向。

③肾功能：单纯型者多属正常。

（二）肾病综合征的诊断要点

（1）临床诊断。肾病综合征虽多表现前述四大临床特点，确诊则以大量蛋白尿［定性≥+++，定量以≥50mg/（kg·d）为准］和低白蛋白血症（<30g/L）为必备条件。在诊为肾病综合征后应区分为原发或继发。对原发者需进一步区别为单纯型及肾炎型。只具以上特点者为单纯型。凡具以下表现之一项或多项者即诊为肾炎型，即：①尿中红细胞>10/HPF（两周内3次离心尿检查）。②反复出现或持续性高血压，学龄儿童>17.3/12.0kPa（即130/90mmHg）、学龄前儿童>16.0/10.7kPa（即120/80mmHg），并排除因应用糖皮质激素所致者。③氮质血症：血尿素氮>10.7mmol/L（30mg/dL），并排除血容量不足所致者。④血总补体活性或C3反复降低者。根据泼尼松每日1.5～2.0mg/kg治疗8周时的效应而区分为：①激素敏感型（完全效应），指尿蛋白阴转者；②激素耐药（无效应），尿蛋白仍≥+++；③激素依赖型，用药后虽可缓解，但减量或停药2周内复发，恢复用药或再次用药仍有效，并重复3次以上者。

（2）病理诊断。典型表现的肾病综合征通常无需进行肾活检，一经临床诊断即可立即开始治疗。只有在以下情况下才考虑进行肾活检以获取病理学诊断：①患者对激素治疗无反应；②出现非典型病变，如伴有持续的肉眼血尿或高血压；③病程中肾功能急剧恶化，或者出现缓慢进行性肾功能减退；④怀疑存在间质性肾炎或者出现新月体形成的情况。

（3）并发症的诊断。由于本病具有长期的病程以及显著的病理生理变化，并且常规治疗中包括糖皮质激素和免疫抑制剂等药物，因此易发生多种并发症。一旦这些并发症发生，病情将进一步复杂化，影响预后，甚至可能导致严重后果，包括死亡。常见者如下：

①感染。常见有呼吸道、尿路感染及皮肤感染。多种病原体如细菌、病毒、真菌均可致病。还需注意在长期应用糖皮质激素者体内结核病灶的活动或播散。

②高凝状态及血栓栓塞并发症。由周缘血管栓塞而引发的症状比较明显：肾静脉血栓形成如急性发生且累及双侧时则有腹痛、血尿、腹部偶可触及肿大肾脏，肾功能减退；如缓慢发生时仅呈持续不缓解的蛋白尿。肺部血管受累时，轻者可无症状，重则咯血、呼吸急促、X线有浸润或梗死影，血气示低氧血症。

③电解质紊乱。常见低钠血症及低钾血症，并引起相应症状。此外多有低钙血症。

④低血容量休克。表现为体位性低血压，四肢末梢发凉、皮肤发花、脉细数、心音低钝、血压下降。在出现此类情况时，除考虑血容量减少的各种病因外，还需考虑有无肾上腺皮质的功能不足。

⑤急性肾（功能）衰竭。此可由于以下原因导致：①持续的低血容量/肾灌注减少，终至肾小管缺血坏死；②肾间质水肿，大量管型阻塞肾小管致肾小囊静水压增高，肾小球有效滤过减少；③伴发了双侧肾静脉血栓；④伴发间质性肾炎；⑤病理类型于某些诱因（如感染）影响下的恶化。表现为少尿、氮质血症，水电解质紊乱及酸中毒。

⑥急性间质性肾炎：常系由药物致之过敏性间质性肾炎。表现有发热、皮疹、血中嗜酸细胞及IgE升高；尿中出现嗜酸性粒细胞。肾功能减退。

⑦肾小管功能异常：病程久者可见一定程度的肾小管功能紊乱，尤其是近端小管功能改变，表现为糖尿、氨基酸尿、肾小管性蛋白尿、尿中失磷、失钾、肾小管酸中毒等。少数有浓缩功能障碍，

（三）肾病综合征的治疗方式

1. 一般治疗方式

除非患有高度水肿、并发感染或其他严重并发症，一般情况下不需要完全卧床。若需要卧床，应注意定期更换体位并保持肢体活动，以减少发生肺部感染或血管栓塞等并发症的风险。对于患有水肿和高血压的患者，应限制盐的摄入或者短期避免食盐。对于尿量较少的患者，应限制水的摄入量。在膳食中应提供与同龄正常儿童相符的热量和蛋白质，同时补充足量的维生素和钙剂。

2. 对症治疗方式

水肿明显者应予利尿，一般可用氢氧噻嗪，每日1～2mg/kg，口服，久用时加服螺内酯。无效者则用强有力的袢利尿剂呋塞米，每次1～2mg/kg，口服、肌注或静脉给药。对顽固水肿，一般利尿剂无效，且血容量不高者可应用低分子右旋糖酐（10～15mL/kg，一般总量100～200mL），内加多巴胺10mg及酚妥拉明10mg控制滴速为多巴胺2～3μg/（kg·min），滴毕静脉给呋塞米1～1.5mg/kg。对伴严重低白蛋白血症且通常利尿措施无效者，可输注白蛋白0.5～1g/kg，2～3小时内静脉滴注，继之给予一剂呋塞米。

3. 辅助治疗方式

（1）左旋咪唑：2.5mg/kg隔日口服6个月。尤对经常伴发感染者适用。

（2）高凝状态时可用肝素，最好以凝血酶原时间监测。也可用蝮蛇抗栓酶或口服抗血小板聚集药如双嘧达莫。也可应用中药丹参等治疗。

（3）降低尿蛋白：血管紧张素转换酶抑制剂，有改变肾小球局部血流动力学、降低蛋白尿、防止肾小球硬化之功，对经糖皮质激素诱导尿蛋白不缓解且肾功能正常者可给予此类药物。

（4）中药：多针对糖皮质激素不良反应，可给予滋阴降火药。在糖皮质激素减量过程中可给予益气补肾药。

（5）有感染或各种并发症时应及时治疗。

四、过敏性紫癜肾炎的诊疗

"过敏性紫癜肾炎是继发性慢性肾脏病的一个重要原因,最终可导致终末期肾脏病。"[1]过敏性紫癜肾炎多数发生在患者患有过敏性紫癜后的6个月以内。临床表现除了可能出现典型的皮内出血性皮疹外,还可能出现血尿、蛋白尿、水肿、高血压和肾功能损害等肾炎症状。

(一)过敏性紫癜肾炎的临床表现

(1)过敏性紫癜症状:阵发性腹痛、呕吐、便血。这些症状是由于肠道水肿、出血和增厚引起的。有时在左右下腹可触及肿块,但绝大多数患者还会出现出血性皮疹和关节肿痛,部分患者可能伴有肾脏病变。由于肠蠕动功能紊乱和肠壁血肿,该病也可能并发肠套叠。

(2)肾脏症状:轻重不一的肾炎症状如水肿、血尿、蛋白尿、高血压和不同程度肾功能不全等,按临床表现可分为以下六型:孤立性血尿或孤立性蛋白尿、血尿和蛋白尿、急性肾炎型、肾病综合征型、急进性肾炎型、慢性肾炎型。

(二)过敏性紫癜肾炎的诊断要点

(1)症状:有或6个月内有过敏性紫癜症状和体征,同时伴有上述肾炎临床表现。

(2)尿液检查:轻重不一的血尿、蛋白尿、管型尿等。

(3)血液生化检查:表现为肾病综合征者可有低蛋白血症和高脂血症等。

(4)肾功能检查:可以正常、轻度损害直至肾衰竭,按临床类型而异。

(5)肾穿刺活检:按病理表现可分为以下六级。

Ⅰ级:肾小球轻微异常。

Ⅱ级:单纯系膜增生。分为:①局灶/节段;②弥漫性。

Ⅲ级:系膜增生,伴有<50%肾小球新月体形成/节段性病变(硬化、粘连、血栓、坏死),其系膜增生可为:①局灶/节段;②弥漫性。

Ⅳ级:病变同Ⅲ级,50%~75%的肾小球伴有上述病变。分为:①局灶/节

---

① 董丽娟、陈瑾,王莉.过敏性紫癜肾炎与肠道菌群的研究进展〔J〕.实用医院临床杂志,2023,20(1):156.

段；②弥漫性。

Ⅴ级：病变同Ⅲ级，＞75%的肾小球伴有上述病变。分为：①局灶/节段；②弥漫性。

Ⅵ级：膜增生性肾小球肾炎。

（三）过敏性紫癜肾炎的治疗方式

由于本病的严重程度不同，治疗方案也因人而异。一般来说，治疗方法与过敏性紫癜相似。在临床实践中，可以根据不同的分型进行个体化治疗，若条件允许，还应结合病理学分级来制定治疗方案。

（1）孤立性血尿或病理Ⅰ级：给予双嘧达莫和（或）清热活血中药。

（2）血尿和蛋白尿或病理Ⅱa级：雷公藤总甙1mg/（kg·d）（每日最大量＜45mg），疗程3个月，必要时可稍延长。

（3）急性肾炎型（尿蛋白＞1.0g/d）或病理Ⅱb、Ⅲa级：雷公藤总甙，疗程3~5月。

（4）肾病综合征型或病理Ⅲb、Ⅳ级：泼尼松+雷公藤总甙，或泼尼松+环磷酰胺冲击治疗。泼尼松不宜大量、长期应用，一般于4周后改为隔日顿服。

（5）急进性肾炎型或病理Ⅳ、Ⅴ级：甲泼尼龙冲击+环磷酰胺+肝素+双嘧达莫四联疗法，必要时透析或血浆置换。

五、急性肾衰竭的诊疗

急性肾衰竭是指在各种致病因素作用下，肾脏在短时间内肾功能急剧下降，甚至完全丧失，其临床特征包括水电解质紊乱、酸中毒和氮质血症等症状。尿量显著减少或无尿是急性肾衰竭的突出临床表现，然而，部分患者尿量可以正常或增加，这种情况被称为非少尿性急性肾衰竭。根据其病因和病理生理机制，急性肾衰竭可分为肾前性、肾实质性和肾后性3种类型。

（一）急性肾衰竭的临床表现

急性肾衰竭临床经过可分为3期，临床表现如下：

（1）少尿期：少尿或无尿，伴氮质血症，水过多（体重增加、水肿、高血压、肺水肿、脑水肿），电解质紊乱（如高钾血症、低钠血症、高磷血症、低钙血症，少数呈现低钾血症），代谢性酸中毒，并可出现循环系统、神经系统、呼吸系统和血液系统等多系统受累的表现。

（2）利尿期：尿量逐渐或阶段性或急剧增多（每天超过250mL/m²），浮肿有些减轻，但氮质血症未消失，甚至可能继续轻度升高，可伴有水电解质紊乱等表现。

（3）恢复期：氮质血症基本恢复，贫血改善，而肾小管的浓缩功能恢复缓慢，约需数月之久。

（二）急性肾衰竭的诊断要点

（1）诊断依据。①尿量显著减少：出现少尿（每天尿量＜250mL/m²）或无尿（每天尿量＜50mL/m²）。若无尿量减少者，则诊断为非少尿性急性肾衰竭。②氮质血症：血清肌酐（Scr）＞176μmol/L、血尿素氮（BUN）＞15mol/L，或每日Scr增加＞44～88μmol/L或BUN＞3.57～7.5mmol/L，有条件时测肾小球滤过率（如内生性肌酐清除率Ccr）常＜30mL/（1.73m²·min）。③常有酸中毒、水电解质紊乱等表现。

（2）新生儿急性肾衰竭诊断依据。①出生后48小时无排尿或出生后少尿（每小时＜1mL/kg）或无尿（每小时＜0.5mL/kg）。②氮质血症，Scr＞88～142μmol/L，BUN＞7.5～11mmol/L，或Scr每日增加＞44μmol/L，BUN增加＞3.75mmol/L。③常伴有酸中毒，水电解质紊乱、心力衰竭、惊厥、拒奶、吐奶等表现。

（三）急性肾衰竭的治疗方式

（1）肾前性肾衰竭：补充液体、纠正血容量、改善肾血流。

（2）肾实质性肾衰竭。

①少尿期。

利尿剂和扩血管药：早期可试用呋塞米、酚妥拉明和小剂量多巴胺静脉滴注促进利尿。

非透析患儿按下式控制入液量：每日入液量=不显性失水−内生水+显性失水+尿量

临床上通常以每日入液量=400mL/m²+显性失水+尿量计算。显性失水指呕吐、外科引流、大量出汗等。

水过多：限制入液量、使用利尿剂和透析。

电解质紊乱：a.高钾血症：治疗原则包括限制摄入高钾食物和药物；采用葡萄糖胰岛素静脉滴注以降低血钾浓度；在紧急情况下，可使用碳酸氢钠静脉滴注或葡萄糖酸钙静脉缓慢注射进行快速处理。如果高钾血症持续或反复出现，应考虑进行透析治疗。b.低钠血症：治疗原则包括限制入液量；当血清钠＜120mmol/L有低钠血症临床表现才用较高张3%氯化钠溶液；持续或严重低钠血症应予透析。c.高磷血症和低钙血症：治疗原则为用口服磷结合剂如氢氧化铝或碳酸钙降低血磷，低钙血症若无临床症状可不必静脉注射钙剂。

酸中毒：中、重度酸中毒可予静脉补碱剂。

氮质血症：可予包醛氧淀粉、必需氨基酸（如肾安）和α酮酸或羟酸（如肾灵）。严重、持续氮质血症应予透析。

营养与饮食：给予低蛋白、低盐、低钾和低磷饮食，蛋白选用高生理效价的优质蛋白。短期内供热量可按基础代谢给予。

其他：高血压、抽搐、出血和贫血等应予对症处理，输血要谨慎，一般血红蛋白低于60g/L才给予少量和反复输洗涤压积红细胞或新鲜血液。适当隔离患儿预防感染。

药物应用：避免应用肾毒性药，对需经肾排出药物要参照肾小球滤过率予减量。

透析指征：a.严重水潴留；b.持续或难以纠正的高钾血症和（或）低钠血症；c.持续难以纠正的酸中毒；d.严重氮质血；e.药物或毒物中毒而该物质又能被透析清除。

②多尿期：早期治疗原则同少尿期，然后注意水电解质平衡，预防感染和逐渐增加营养。

③恢复期：预防感染，增加营养，逐渐增加日常活动。

（3）肾后性衰竭：内科治疗同肾实质性肾衰竭；积极寻找泌尿系阻塞原因并尽可能予以排除。

六、慢性肾衰竭的诊疗

慢性肾衰竭是由多种肾脏疾病引起的，这些疾病导致肾功能逐渐减退，从而引起体内氮质潴留、水电解质和酸碱平衡失调，以及相应症状的一系列病理生理变化的综合征。慢性肾衰竭的原发病因与年龄密切相关：在婴幼儿中，常见原因包括泌尿系统的先天畸形和尿路梗阻；而在年长儿童和成人中，主要原因为慢性肾炎和肾盂肾炎等疾病。

（一）慢性肾衰竭的临床表现

（1）一般起病缓慢。早期常有多尿、夜尿史。全身一般症状有乏力、纳差、苍白、皮肤干痒等症状。消化系统症状（易引起家长重视）有恶心、呕吐、呃逆、腹痛、腹泻。心血管系统方面患儿多有高血压，尿毒症期可伴发心包炎、心功能不全。造血系统方面有贫血、出血倾向。水、电解质紊乱方面：常有水肿、低钠血症、低钙血症、高磷血症，至终末期血钾也可升高。由于代谢性酸中毒可致呼吸深长。神经系统方面表现为不安、集中力减弱、神经肌肉应激性增加、痉挛、抽搐、昏迷。周围神经病变有感觉异常、烧灼感、疼痛、麻木等。小儿常有生长停滞、青春期发育延缓。

（2）实验室和其他检查。①尿液检查：其特点是渗透压和尿比重降低且固定于1%左右。此外，依原发病的不同患儿尿中可有蛋白、红白细胞及管型。②血液检查：出现正色素正细胞性贫血，出凝血时间可能延长。③血生化检查：血尿素氮、血肌酐增高，碳酸氢盐降低，血钠、血钙下降，血磷增高，后期血钾多增高。④肾功能检查：尿浓缩功能下降，内生肌酐清除率明显下降。⑤X线检查：X线胸片心影扩大，可有心包炎。骨骼方面有脱钙、佝偻病样改变，骨龄可落后。

（二）慢性肾衰竭的治疗

（1）尽可能明确原发病因及有无可逆性的诱发因素并去除之（如尿路梗阻、感染）；纠正水、电解质及酸碱失衡以尽量保持内环境的稳定；防治并发症；保护肾功能，并尽量延缓其继续恶化；对已发展至尿毒症终末状态者则只能靠透析治疗维持生命，并争取行肾移植术。

（2）治疗原发病及伴发病。消除导致肾功能进一步恶化的各种诱因。例如，对于患有梗阻性肾病的患者，应该去除或缓解尿路的梗阻因素；对于患有狼疮肾炎的患者，应该给予相应的病因治疗；对于伴发的感染、脱水、高血压等并发症，应该进行相应的治疗。

（3）饮食和营养治疗的考量应该综合两个方面，即患儿的营养需求和减轻肾脏负担。一般而言，如果肾功能仍然保持在50%以上，那么通常不需要限制饮食，但如果肾功能下降，则需要调整饮食。为了提供足够的能量，年长儿应该至少满足基础代谢的需求，即每天146kJ/kg，而年幼儿则应达到251.0～292.8kJ/kg，以减少体内蛋白质的分解。在中等程度肾功能不全时，每天的蛋白质摄入量应为

1.0～1.2g/kg，而在重度病情下则为0.6～0.9g/kg为宜，并且应该选择富含优质蛋白的主食，如乳制品、蛋类、鱼类和瘦肉等。食物中胆固醇的摄入量应尽量减少，而多聚不饱和脂肪酸的摄入应增加。此外，食物中应包含或补充足够的维生素B、C、D和叶酸。近年来，常采用必需氨基酸的治疗方法，配合低蛋白饮食，以利用体内非蛋白氮合成蛋白质，从而降低氮质血症，维持正氮平衡。

（4）纠正水、电解质失衡及代谢性酸中毒。肾功能减退早期因尿浓缩功能差，多尿；不宜过严限水，入量依口渴感而定。但后期有尿量减少、水肿、高血压者，则每日限制摄入钠0.2～1.0mmol/kg，并适当限制液体入量。对有高血钾者应限制含钾高的食物（如橘子、巧克力、干蘑）及含钾药物的摄入，并可应用离子交换树脂。对轻度代谢性酸中毒一般不用碱性药。当二氧化碳结合力低于15mmol/L、出现临床症状或伴高钾血症时，应以碳酸氢钠适度校正，可先给2～4mmol/kg，视临床效应决定进一步治疗方法；同时还应注意限制食物蛋白及磷的摄入。在应用碱剂治疗中应警惕低钙而发生手足搐搦甚或惊厥。

（5）钙磷代谢紊乱及肾性骨病的治疗。应给予足够钙剂，通常口服。有低钙抽搐者静脉注射葡萄糖酸钙。食物中要限磷（最好每日低于10mg/kg），可口服磷结合剂如氢氧化铝以减少肠道对磷的吸收，但长期应用有致铝性脑病的危险。故可采用碳酸钙、藻酸钙等。补充足够的维生素D，10000～50000U/d，或骨化三醇0.25～0.5μg/d。应定期监测血钙。

（6）贫血的治疗。供给充分的造血物质如优质蛋白、铁剂、叶酸等。当贫血严重、血红蛋白＜60g/L、血细胞比容＜20%、有脑缺氧症状、出血等情况时，需输以新鲜血。肌注苯丙酸诺龙也可使贫血改善。还可应用重组人类红细胞生成素（简称促红素）。

（7）透析治疗。慢性肾功能衰竭发展至晚期均应行透析以维持生命，并争取行肾移植，以期根本解决问题。适应证及指征：①慢性肾衰竭有少尿、尿毒症症状明显、严重高血压、心力衰竭、尿毒症心包炎及严重水、电解质、酸碱失衡者。②肾功能不全代偿期，但因某些诱因（如感染、脱水）而肾功能急剧恶化者。③等待肾移植手术者。目前儿科多采用腹膜透析。有条件者可行血液透析，无条件者可适用结肠透析。

（8）肾移植。原则上终末期肾脏病经一般治疗无效均应行肾移植术。为了达到较好的效果应注意：①患儿年龄，以4岁后为宜。②术前应改善全身状况。

以利于耐受手术及术后的免疫抑制剂治疗。③有尿路梗阻者应先予以纠正。④审查有无禁忌证。⑤做好术前准备工作。

七、肾与输尿管发育畸形的诊疗

（一）肾结构发育异常的诊疗

（1）肾发育不全。肾发育不全指胚胎时期生肾组织因血液供给障碍或其他原因未能充分发育，肾脏表面呈分叶状，保持了原始幼稚型肾状态。肾发育不全的发病率约为1/600。双侧肾发育不全患者出生后不久多因尿毒症死亡，单侧病例中的一部分缺乏明显的临床症状。部分以头痛、肾性高血压就诊。也有因肾积水合并感染就诊。诊断主要依靠B超等影像学检查。对有症状者，在对侧肾功能良好情况下，可做部分或全肾切除。双侧病变合并肾功能不全须考虑透析疗法及肾移植。

（2）多囊肾。多囊肾指肾实质中有无数大小不等的囊肿，使肾体积整个增大，囊内为淡黄色浆液，有时因出血而呈深褐色或红褐色。肾囊肿共同特点为肾脏表面覆有上皮细胞囊性突起，呈高低不平。婴儿型多囊肾为常染色体隐性遗传疾病，发病率约1/1000，主要发生在婴儿时期。其母妊娠时羊水少，新生儿呈Potter面容，出生后肺发育不良，多死于呼吸衰竭。新生儿可出现少尿、电解质紊乱、贫血等。儿童期常见生长发育迟缓，出现恶心、呕吐以及肝、脾大等非特异性症状。双肾显著增大，表面光滑，切面蜂窝状，外形有稍为明显的胎儿肾分叶状态，肾盂肾盏受压变形而狭小。远端肾小管和集合管呈梭形囊状扩张，放射状排列。囊肿为扩张的集合管。发病年龄越早，肾脏病变越重。均伴有肝脏病变，肝门静脉区结缔组织增生，常并发门静脉高压。本病治疗以对症治疗为主。必要时进行肾移植或肝肾联合移植。

（3）单纯性肾囊肿。单纯性肾囊肿指单侧或双侧肾有一个或数个大小不等与外界不相通的囊腔，多数是单侧。囊内为浆液，亦可见囊内出血。囊内被覆单层扁平细胞，与肾盂肾盏不相通。肾实质可因受压变薄。较小囊肿无症状，较大囊肿可表现为腹胀不适，偶有血尿、尿路感染、高血压等，体查可扪及肾区包块。小囊肿无症状者不需治疗。囊肿直径在4cm以上者，可在超声引导下经皮作囊肿穿刺硬化治疗。巨大囊肿可做开放式腹腔镜去顶减压术或肾部分切除术。

（二）肾形态、位置及旋转异常的诊疗

（1）融合肾。最常见的融合肾是蹄铁形肾，是两肾下极由横过中线的实质性峡部或纤维性峡部连接所致。诊断主要依靠静脉尿路造影、B超、CT等影像学检查。蹄铁形肾典型表现为肾位置偏低、靠近脊柱、肾旋转不良、肾盂肾盏重叠、肾下极向中线内收使两肾长轴呈倒八字。

（2）异位肾。异位肾指肾脏位于盆腔、髂部、腹部、胸部或发生交叉。常见的3种类型为：①盆腔肾：肾胚上升及旋转均发生障碍所致肾脏位于盆腔。肾一般较小，呈扁平圆形。②胸腔异位肾：指肾部分或全部穿过横膈进入后纵隔，但不在游离的胸腔内。并发膈疝者达50%。多见于左侧，对侧肾正常。③交叉异位肾：交叉异位肾指一个肾越过中线到对侧而其输尿管仍从原侧进入膀胱。交叉异位肾的肾血管多异常；手术治疗前应作肾血管造影。

（3）肾旋转异常。胚胎发育过程中（胚胎第4~8周），肾上升的同时肾盂从腹侧向中线旋转90度，当肾上升到最终位置肾窝时，其肾盏应指向外侧，肾盂则指向内侧。若肾在胚胎上升时未发生旋转或未按照正常规律旋转，则可发生不同类型的旋转，如腹侧位型、腹中线位型和背侧位型等。

上述肾发育畸形主要针对其并发症进行治疗。

（三）肾数目异常的诊疗

（1）肾不发育。肾不发育是一种罕见且严重的先天性异常，医学上称为Potter综合征。这种病症的特征在于肾脏在胚胎发育过程中完全未能形成。大约50%的患儿同时伴有心血管系统和消化道的先天性畸形，输尿管和膀胱可能完全或部分缺如。这种病症导致严重的生理功能障碍，其中最显著的是呼吸系统的问题，由于双肺发育不良，大多数患儿在出生后仅能存活不到48小时。Potter综合征与肾发育不良不同，后者是肾脏发育异常的一种最严重形式，但至少部分肾组织存在。因此，当新生儿在出生后的第一天未能排尿且膀胱区没有膨胀时，通常可以怀疑是肾不发育。医生通过进一步的影像学检查，如超声波或磁共振成像，可以确认这一诊断。此外，单侧肾不发育或先天性单侧肾缺如，也称为孤立肾，是另一种常见的肾数目异常的情况。这种情况的发病率大约为1/1500，并且有时表现出家族倾向。单侧肾不发育的患儿通常伴随同侧输尿管的缺如或闭锁，可能还会出现其他器官系统的畸形，如心血管或消化道畸形。然而，由于对侧的肾功能通常是正常的，许多患儿在常规体检中才偶然发现这一异常。孤立肾的患儿在生活中通常无须特别的医疗干预，除非肾功能出现异常。然而，这些患儿需要进行定期的健康监测，以确保唯一的肾脏维持正常的功能。此外，患儿还应避免可能损害肾功能的药物或活动，并在医学专业人士的指导下进行全面的生活方式管理。

（2）附加肾。附加肾是另一种少见的肾数目异常，它是指在体内除了两个正常的肾脏外，还存在一个或多个额外的有功能的肾脏。这些额外的肾脏通常与正常的肾脏完全分离，或者通过疏松的结缔组织连接，有独立的血液供应系统。附加肾的输尿管也可能是完全独立的，或者在某一点上与其他输尿管分叉。诊断附加肾通常需要依赖详细的影像学检查。例如，超声波检查可以帮助确定额外肾脏的存在和位置，而逆行肾盂造影和静脉肾盂造影（IVU）则可以提供更详细的输尿管和血液供应的图像。这些检查有助于医生全面评估附加肾的功能和潜在的并发症。尽管附加肾通常不会直接引起症状或健康问题，但其存在可能增加泌尿系统感染或结石的风险。因此，诊断为附加肾的患者应进行定期的医疗检查，以确保所有肾脏功能正常，并及早发现和处理任何可能的并发症。在一些罕见的情况下，附加肾可能会引起明显的临床症状，如腹部不适或尿流阻塞。这些症状通常是由于额外的肾脏位置异常或其输尿管结构问题引起的。针对这种情况，可能需要进行手术干预来纠正异常，或在极端情况下，移除附加肾以减轻症状。

（四）先天性输尿管畸形的诊疗

在胚胎第4～7周时，中肾管下端发出输尿管芽，向上发育，形成输尿管芽。进入生肾组织后，逐渐形成肾盂、肾盏及集合系统。如果在这个过程中出现异常，就会产生不同类型的输尿管畸形。其中肾及输尿管重复畸形、巨输尿管、输尿管异位开口比较常见。

（1）输尿管发育不全或缺如。输尿管发育不全或缺如多在尸检时发现，临床少见。双侧病变多为死胎；单侧者，常伴有该侧膀胱三角区缺如，发育不全的输尿管被纤维索条所代替，输尿管发育不全可包括远端闭锁，其上方的肾脏多为异常的残留肾。该患侧肾可有积水，呈囊状扩大，临床上少数病例可触及包块。IVU肾脏不显影；CT及MRI见不到肾盂及输尿管影像。多数病例术中方能确认。对侧肾功能正常时可做患侧肾及输尿管切除。

（2）肾及输尿管重复畸形。重复肾及输尿管畸形可为单侧性，亦可是双侧性；右侧较左侧多4倍，单侧较双侧者多。诊断应做静脉尿路造影（IVU）。必要时经输尿管口插管造影。常见类型有：①不完全性双输尿管畸形。形状如"Y"形，远端进入膀胱时只有一个开口。"Y"形输尿管常并发输尿管反流，因而引起的肾盂、输尿管积水是发生尿路感染的重要因素。②完全性双输尿管畸形。其头端绝大多数伴发重复肾，并分别引流上下两肾段，一般而言，上肾段明显小于下肾段，只有一个大盏；而下肾段具有两个或两个以上的大盏，完全性双输尿管中引流上肾段的输尿管多伴发输尿管异位开口或输尿管囊肿。对于无并发症状者无须手术治疗，并发尿路感染时对症治疗。治疗无效者行上肾段及其输尿管全长或大部切除。

（3）输尿管囊肿。是由于输尿管开口狭窄及输尿管膀胱壁段肌层发育缺陷，输尿管末端逐渐膨大而形成囊肿突入膀胱腔。女孩的发病率约为男孩的3~4倍，左右侧的发生率无明显差异。3~7岁者多见，且80%以上囊肿来自重复肾。输尿管囊肿依据开口部位可分为两种类型：①单纯型。也称原位输尿管囊肿。一般无重复肾和重复输尿管畸形。囊肿侧的输尿管口位置正常或接近正常。囊肿一般不大，局限在膀胱壁的一侧。梗阻严重者囊肿较大，甚至压迫对侧输尿管开口，引起对侧输尿管继发性扩张，阻塞膀胱颈部而导致尿潴留。②异位型。临床以此种类型为主。女婴多见，绝大多数伴有患侧重复肾和双输尿管。囊肿所引流的输尿管属于重复肾的上肾段，而囊肿的位置都在正常输尿管（引流下肾段）开口的内下方。异位输尿管囊肿较单纯型囊肿大，并可延至尿道内。女孩用力排尿时，可见部分囊肿从尿道口脱垂。肿物通常为葡萄大小，无感染时呈紫蓝色；若有感染，则囊肿壁变厚呈苍白色。患儿安静后多可自行复位。偶可发生肿物嵌顿，引起急性尿潴留。可有尿路梗阻或尿路感染的症状，如排尿疼痛、尿流中断和脓尿等。

肿物自尿道口脱垂是输尿管囊肿诊断的重要依据，但仍需进一步检查。①B超检查：膀胱内可显示囊肿的部位和大小，同时可探明重复肾的上肾段和输尿管扩张积水。②IVU：异位输尿管囊肿所引流的上肾段常因功能差，积水常不显影。造影剂进入膀胱后可发现膀胱内有圆形或椭圆形的造影剂充盈缺损区。③膀胱造影：IVU造影显示不满意时可行膀胱造影。将静脉尿路造影剂稀释6~8倍后，经膀胱导管缓慢注入膀胱，即可显示造影剂充盈缺损的囊肿轮廓；侧位片见囊肿来自膀胱壁。④膀胱镜检查：可见到膀胱底部圆形隆起的囊肿。囊肿的开口常位于其后下方，不易见到。

有症状的囊肿，首选手术治疗。异位输尿管囊肿所属的上肾段往往已无功能，再加扩张积水，应予切除。

（4）输尿管异位开口。输尿管异位开口系输尿管没有进入膀胱三角区，开口在膀胱外。异位输尿管口的位置在男性与女性不同。男性可开口在后尿道、输精管及精囊等部位，仍在括约肌之近侧端；而女性则可开口于尿道、前庭、阴道及子宫等部位，均在括约肌之远端。输尿管口异位在女性的发生率为男性的4倍。常伴有重复肾和双输尿管畸形。异位开口的输尿管几乎都是引流重复肾的上肾段，偶有引流下肾段者；少数发生于单一的输尿管，而该侧肾脏往往发育不良。女孩的异位开口均在外括约肌的远端，临床症状典型，即无间歇地滴尿和正常次数排尿。新生儿及婴儿前后两次正常排尿间，尿布或内裤总有浸尿。如有继发感染，则滴尿混浊。年长儿可诉说腰背部胀痛。

输尿管异位开口的诊断包括3个步骤：①初步怀疑：根据典型病史，有正常分次排尿，又有持续滴尿，即应怀疑输尿管异位开口。②寻找依据：检查外阴，先仔细观察尿道周围，大多见到尿道口与阴道口间有针眼状小孔，尿液呈水珠状不断从该小孔滴出。部分异位开口位于阴道，可见有尿液不断从阴道口流出。个别开口在尿道内，尿液不断从尿道口滴出，应与神经源性膀胱尿失禁鉴别。方法是经导尿管向膀胱内注入少量亚甲蓝后，拔出导管，注意观察。如尿道口滴出尿液清亮，不带蓝色，则是输尿管异位开口的证据。③判断病变的侧别：输尿管异位开口的诊断较易建立，但要确定病变侧别则比较困难。

输尿管异位开口的检查手段包括：①IVU：异位开口的输尿管所引流的重复肾上肾段，因发育不良，长期积液扩张，几乎没有完好的肾实质，因此，在IVU时往往不能显示重复肾和双输尿管。下肾段因受上肾段积水的压迫，显影的肾盂肾盏可向下向外移位。显影的肾盏顶端至肾轮廓上缘的距离比下肾盏底端至肾轮廓下缘的距离长一些，说明有未显影的上肾段。②逆行造影：如发现尿道口周围有滴尿的异位开口，可用F3号输尿管试插并注入造影剂，如见输尿管显影，则可根据所偏向的一侧判断病变即在该侧。开口于阴道内的异位开口很难进行插管。③分别压迫左、右侧下腹部：患侧的输尿管都有扩张积水。如压迫某侧时，尿道口周围之异位开口或阴道口流出尿液量增加，则病变可能即在该侧。④B超检查：当输尿管增粗时，可见其下行于膀胱外，如显示重肾及发育不良肾脏，提示异位开口来源于此侧，但对于开口部位超声难以显示。B超与IVU检查互为补充，至为重要。

输尿管开口异位只能用手术治疗，手术包括切除重复肾的上肾段和所属的扩张输尿管。重复输尿管无增粗、无积水和无合并感染者也可进行重复输尿管膀胱再植手术治疗尿失禁。

（5）先天性巨输尿管。先天性巨输尿管又称为原发性巨输尿管症，系指输尿管远端没有任何器质性梗阻而输尿管明显扩张积水。这不同于下尿路梗阻、膀胱输尿管反流以及神经源性膀胱等所致的继发性输尿管扩张积水。先天性巨输尿管的病因不清，可能由于输尿管远端管壁肌细胞的肌微丝和致密体发育异常或该段的肌束与胶原纤维间比例失调。先天性巨输尿管，输尿管明显扩张、积水、输尿管扩张段的管径可达4mm以上，管壁增厚，外观颇似肠管，其远端约数毫米长输尿管似为狭窄，与扩张段形成鲜明对比，而实际上，该段输尿管解剖正常，并无机械性梗阻存在。试插输尿管导管，可顺利通过F5号导管。患者肾脏可有不同程度的积水，肾实质萎缩。如有继发感染，则可形成输尿管积脓，有脓肾或结石。

先天性巨输尿管并无特征的临床症状。因输尿管扩张积水，可表现为腹部包块。一般位于腹中部或偏向一侧，与肾积水的包块位于该侧腰腹部不同。感染后可发热、腹痛、血尿或脓尿。有些只能在显微镜下见有红细胞、白细胞或脓细胞。有些患儿因有消化道症状如食欲缺乏、厌食或体重不增就诊。以腹部包块就诊者，先做B超检查，可发现扩张的输尿管与肾盂相连。有血尿或尿路感染者应常规做IVU，可以发现肾积水和明显扩张积水的输尿管。膀胱镜检查输尿管插管注入造影剂行逆行造影，可显示扩张迂曲的输尿管。先天性巨输尿管常伴有尿路感染，最终将严重损害患侧肾功能。确诊后应积极采取手术治疗。

八、先天性肾积水的诊疗

先天性肾积水指胎儿期就存在的肾集合系统异常扩张。国际胎儿泌尿协会定义胎儿24周之前肾脏集合系统分离超过0.5cm，而24周之后和新生儿期分离超过1cm为肾积水的诊断标准。超声检查的普及使胎儿和新生儿肾积水病例被发现得越来越多，新生儿的发生率约为1%。目前确定积水肾脏功能是否进行性损害仍缺乏简单可靠的方法。先天性肾积水的病因复杂，有梗阻性和非梗阻性肾积水。前者病因包括输尿管肾盂连接处梗阻（44%）、输尿管膀胱交界处梗阻（21%）、输尿管囊肿和异位输尿管（12%）、神经源性膀胱、后尿道瓣膜（9%）、尿道闭锁和阴道子宫积液等；后者病因包括原发性膀胱输尿管反流（14%）、生理性肾盂肾盏扩张和Prune-Belly综合征等。

（一）输尿管肾盂连接处梗阻性肾积水的诊疗

输尿管肾盂连接处梗阻性肾积水指尿液不能顺利从肾盂进入上段输尿管，引起肾脏集合系统进行性扩张，肾脏损害。输尿管肾盂连接处梗阻是新生儿肾积水最常见的原因，占85%以上。男性多于女性，男女之比为2∶1。左侧多于右侧，双侧者占10%左右，偶可见孤立肾积水。

1. 输尿管肾盂连接处梗阻性肾积水的临床表现

输尿管肾盂连接处梗阻性肾积水早期多无特殊临床症状，梗阻严重者，主要有以下表现：①可没有任何症状，偶在外伤后出现血尿而被发现。②腹部肿块：新生儿及婴儿约半数以上以无症状腹部肿块就诊。75%的患儿可扪到肿块。肿块光滑、无压痛、中等紧张、偶有波动，部分病例有肿块大小的变化，如突然发作的腹痛伴腹部肿块，大量排尿后包块缩小是一重要的诊断依据。③腰腹部间歇性疼痛：绝大多数患儿能陈述上腹或脐周痛。大龄儿童可明确指出疼痛来自患侧腰部。间歇性发作常提示间歇性肾积水。疼痛可在大量饮水后诱发，发作时多伴恶心、呕吐。常被误诊为胃肠道疾病。疼痛是因为肾盂压力升高、肾盂扩大刺激包膜所致。④血尿：肾髓质血管破裂或轻微腹部外伤或合并尿路感染、结石均可引起。发生率10%～30%，为肉眼或镜下血尿。⑤尿路感染：表现为尿频、尿急、排尿困难，常伴有高热、寒战和败血症等全身中毒症状。发生率低于5%。⑥高血压：扩张的集合系统压迫肾内血管导致肾脏缺血，反射性引起肾素分泌增加，引起血压升高。⑦多尿和多饮症状：肾脏浓缩功能下降后，可表现为低比重尿、多尿和多饮症状。⑧肾破裂：扩张的肾盂受到外力发生破裂，表现为急腹症。⑨尿毒症：双侧或孤立肾积水晚期可出现氮质血症，有肾功能不全表现。患儿生长缓慢、发育迟缓、喂养困难或厌食等。

2. 输尿管肾盂连接处梗阻性肾积水的诊断要点

肾积水的诊断并不难，符合上述临床表现时要考虑本病，诊断一般需要进行下列一种或多种检查。其中超声、核素肾扫描检查（ECT）和IVU最为常用，CT尿路造影（CTU）和磁共振尿路造影（IRU）次之，其他检查根据需要选用。

常用的诊断检查如下：

（1）超声检查：B超发现肾脏集合系统分离（＞1cm）或肾内可见互相连通的多个液性暗区即可诊断肾脏积水。如仅发现肾盂扩大而未见输尿管扩张，膀胱形态正常，排尿后无残余尿，可考虑本病。B超除了清楚地显示肾脏大小、肾实质厚度外，还可测定肾脏血流速度和血流阻力指数。正常肾血流阻力指数随年龄增加而减小，新生儿到12岁儿童为0.85到0.62，大于该值提示有本病存在。

（2）ECT检查：包括9mTc-DTPA肾动态显像和9rTc-DMSA肾静态显像。①肾动态显像：可了解分肾功能，利尿肾图还可根据利尿后放射性核素排泄的曲线变化区分功能性梗阻与器质性梗阻；使用呋塞米后，若无梗阻，则储留在肾盂内的核素迅速排泄，否则，核素排泄缓慢或不排泄。②肾静态显像：主要用于肾实质的显像，多用于功能不良肾或丧失功能的肾脏检查以及肾瘢痕的检查。

（3）IVU检查：表现为扩张的肾盂肾盏，造影剂突然终止于肾盂输尿管连接部，输尿管不显影。轻中度积水者多数能显示出肾盂和肾盏扩张影像。延迟摄片延缓至60、120分甚至180分或增加造影剂剂量可以提高诊断率。小儿肠内积气、肾功能严重受损时造影剂分泌困难和积水量较大造影剂被稀释造成不显影等因素均可造成诊断困难。

（4）逆行肾盂造影：仅在IVU显示不满意或不显影，无法确定肾积水和输尿管梗阻部位时采用。该检查需要输尿管逆行插管，有一定痛苦并可以导致尿路感染，此项检查多主张术前48小时内实施。

（5）排尿性膀胱尿道造影（VCUG）：了解排尿时有无输尿管反流，并鉴别输尿管囊肿、尿道瓣膜和尿道憩室等。对于双侧肾积水的患儿，VCUG可作为鉴别反流引起继发性肾积水的必要手段。

（6）肾盂穿刺造影：对IVP不显影者可以考虑进行肾盂穿刺造影以明确梗阻部位。肾盂穿刺后可先测定肾盂压力，然后抽取尿液后注入造影剂确定梗阻部位。该检查临床应用不多。

（7）肾盂压力容积测定（Whitaker试验）：经皮作肾盂穿刺置入测压导管，同时经尿道插管记录膀胱压。肾盂插管时记录的压力为肾盂静止压力与导管阻力。然后，以10mL/min的速度向肾盂内灌注生理盐水，至平衡状态或压力陡增时为止，此时的肾盂压减去肾盂静止压及膀胱压即为肾盂灌注时的相对压力。正常值应小于15cmH$_2$O。此压力越高，说明上尿路梗阻越重。如果灌注液中加入亚甲蓝溶液，观察膀胱排出的尿液是否蓝染有助于上尿路是否完全梗阻的鉴别诊断。肾盂成形术后怀疑肾盂输尿管吻合口梗阻时可经肾造瘘管行肾盂造影和肾盂压力容积测定了解上尿路是否存在梗阻和梗阻程度。肾盂穿刺造影和肾盂压力测定因需要肾盂穿刺，临床并未作为常规检查。

（8）CT和MRI检查：两者均可诊断肾脏大小，形态及实质的厚度，都能显示无功能性肾集合系统，但MRI无X线辐射。近年新开展的三维CTU和MRU还可以清楚显示扩张的肾盂肾盏、梗阻部位和肾功能。Gd-DTPA增强动态磁共振也在评估肾积水肾脏形态和功能方面发挥了作用。

3. 输尿管肾盂连接处梗阻性肾积水的治疗方式

轻度肾脏积水，体检时偶然发现无明显临床症状，可观察随访。有明显证据或肾脏进行性损害者应手术治疗。积水肾脏严重萎缩，丧失功能或合并严重感染，对侧肾脏正常的情况下可以考虑行积水肾脏切除手术。胎儿期发现的肾积水，出生后一周即行B超复查，约1/3患儿出生后可能恢复正常。体检等偶然发现的轻度肾积水，无临床症状，应先随访。发现肾积水进行性增大或肾功能进行性损害，或有腹痛、感染、结石等临床并发症时应及时手术治疗。

离断性肾盂输尿管成形术是最常用的手术方法。主要步骤是手术切除输尿管肾盂连接处梗阻和大部分扩大的肾盂，进行肾盂输尿管吻合。要求吻合口宽广、低位、呈漏斗形、缝合密闭而无张力，吻合部光滑无折叠、扭曲。手术成功率95%以上。术后3～5天无渗出，则可拔除肾窝引流管，术后7～10天拔除输尿管支架管。

腹腔镜肾盂成形术治疗轻、中度肾盂输尿管连接部梗阻性肾积水在许多医院已经成为常规手术，并可同时去除肾盂内结石。尤其适合于肾血管异位引起的肾盂积水。腹腔镜肾盂成形术具有微创和手术成功率高的优点，但初学者掌握该技术有一定难度。

梗阻解除后原有的症状可消失，肾功能和肾实质的厚度可有一定恢复。除早期轻度肾积水术后形态和功能可恢复外，大多数病例已经扩张的肾盏、肾盂以及肾实质厚度不能恢复到正常状态。术后6个月恢复最明显，术后1年基本定型。

（二）其他梗阻性肾积水的诊疗

（1）膀胱输尿管交界处梗阻（UVJO）。UVJO指输尿管进入膀胱壁内段梗阻，又称梗阻性巨输尿管症，可以是原发性的，也可以是继发性的。继发性

UVJO常因膀胱壁增厚和纤维化压迫输尿管远端所致。IVU除了显示肾积水外，输尿管明显扩张，距膀胱越近扩张越明显，于膀胱输尿管交界水平或上方突然变细。患者一般无器质性下尿路梗阻病变，没有膀胱输尿管反流和无神经性膀胱功能紊乱，临床常表现为尿路感染、血尿、腹痛或仅以发现腹部囊性肿块就诊。大部分病例需要进行利尿肾图和肾盂压力测定方可确诊UVJO存在。UWJO需要手术治疗，切除梗阻部位和裁剪输尿管，然后进行输尿管膀胱再植，手术方法有：①输尿管修剪腰大肌固定再植；②巨输尿管的再植术。

（2）输尿管囊肿。输尿管囊肿又名膀胱内输尿管囊肿、输尿管口囊肿、输尿管下端囊性扩张，是输尿管末端的囊性扩张，囊肿外覆膀胱黏膜，内层为输尿管黏膜，中间为肌纤维和结缔组织。囊肿常引起输尿管梗阻逐渐形成输尿管和肾积水，出现腰和腹部胀痛。囊肿增大阻塞尿道内口或经尿道脱出，引起排尿不畅、尿流中断，甚至尿潴留。B型超声波检查，显示肾、输尿管积水，膀胱内有囊性肿物。X线检查和排泄性尿路造影可显示患侧肾、输尿管积水，因肾功能受损而显影淡并迟缓，可伴有重复肾盂，重复输尿管征象。膀胱造影见输尿管末端呈"眼镜蛇头"状或球状阴影。膀胱镜检查一侧输尿管口有囊肿，壁光滑透明，血管清晰，囊肿有节律性充盈和萎陷，尿液从细小的输尿管口排入膀胱，静脉注射靛胭脂有助于观察输尿管口。输尿管囊肿的治疗目的是解除梗阻、保护肾功能、预防感染并防止反流。外科手术是切实有效的治疗方法，有输尿管囊肿切除手术、输尿管再植手术和重复肾及重复输尿管切除术等。

（3）异位输尿管。指输尿管开口位于膀胱三角区以外的膀胱内或膀胱外，约80%病例患侧都是双输尿管常并发其他泌尿系畸形，如肾发育异常、蹄铁形肾、异位肾等。女性异位输尿管口可位于尿道、阴道、子宫颈及前庭，常在括约肌控制之外，故有滴尿现象。男性异位输尿管口可位于尿道（低至精阜部）、射精管、精囊、输精管及附睾，仍受外括约肌的控制，多无滴尿现象。由于管口狭窄，输尿管常有不同程度的扩张及蠕动障碍。相应引流的肾可发生积水、萎缩，并有肾盂肾炎性瘢痕。由于异位开口的输尿管引流上半肾，常规静脉泌尿系造影中多不显影。与对侧相比，可知道显影的是下半肾，显影的肾盂、肾盏因受不显影的上半肾压迫向外下移位，上缘变平并呈发育不良状。有些病例用大剂量静脉泌尿系造影剂及延缓造影，可隐约显示上肾盂影。膀胱镜检查可见膀胱内有多余的输尿管口或患侧三角区发育不良，无输尿管口。但更多见的情况是患侧输尿管口正常，如插管做逆行肾盂造影，仅见下半肾显影。治疗方法主要是进行异位输尿管膀胱再植或切除重复肾的输尿管。如异位开口的单一输尿管来自功能尚好的单一肾盂，则做防止反流的输尿管膀胱再吻合；如来自重复肾的上肾部，由于仅占全肾的极小部分，且又合并肾、输尿管积水，功能严重丧失者，应切除上半肾，不必去追求异位输尿管口的部位。

（4）神经源性膀胱（NB）。NB患者晚期均表现为肾积水和肾衰竭，这是因为NB患者膀胱功能异常、残余尿增多、膀胱长期处于高压状态导致输尿管反流，或由于泌尿系感染、膀胱壁纤维化、小梁增生、输尿管出口梗阻所致。梗阻若在膀胱或膀胱以下部位，则发生双肾积水。两侧积水程度可不一致。如果合并感染，将加重肾实质的损害，后期常出现尿毒症。根据NB的病史和临床表现，结合MRI、膀胱排尿造影和尿动力学检查诊断NB并不困难。

（5）后尿道瓣膜（PUVS）。PUVS是婴儿和新生儿最常见的尿道梗阻疾病。排尿时，瓣膜可引起不同程度的梗阻。一般出生即有明显的排尿困难症状，或有明显的尿潴留，同时伴有逼尿肌反射亢进和膀胱顺应性明显减低；严重者，梗阻可以引起肾积水，可在腹部触及包块，并在下腹部触及膨胀的膀胱。临床还常有尿线无力、排尿中断、淋漓不尽和尿路感染等。排泄性膀胱尿路造影是诊断后尿道瓣膜最好的方法。IVP可显示输尿管和肾积水。治疗方法是采取经尿道镜手术切开瓣膜进行治疗。下尿路梗阻解除后肾积水会相应好转。

（三）非梗阻性肾积水的诊疗

（1）原发性膀胱输尿管反流（PVUR）。PVUR为一种先天性疾病，指输尿管膀胱壁内段长度过短时发生尿液由膀胱逆行反流至输尿管，严重者可达肾内，表现为肾集合系统分离或积水。临床常表现为泌尿系感染和各种排尿异常，能引起肾盂肾炎。排泄性膀胱尿路造影是诊断PVUR的首选方法。严重PVUR需手术纠正，常用方法是输尿管再植抗反流手术。也可用内镜在输尿管口内下方黏膜下注射Teflon治疗轻度PVUR。

（2）Prune-Belly综合征。Prune-Belly综合征指腹壁肌肉缺损、尿路异常、双侧隐睾构成的三联症。由于腹壁肌肉缺如或发育不良，腹壁松弛，皮肤皱褶，外形像"梅脯"，故有"梅干腹"之称（梅干状腹综合征）。在活产新生儿中发病率约1/40000，多为散发，男女之比为20：1。患者基本上都是男婴，胎儿时常有羊水过少，1/3有难产史，常伴心肺异常、肾病、膀胱肿大。本病由于腹肌发育不良，常出现膀胱扩张、输尿管扩张、肾积水、反复尿路感染和肾功能损害。50%患儿3个月至2年内死亡，少数活至成年。治疗多主张非手术治疗，用弹力绷带包扎腹部。保持尿路引流通畅，预防和治疗尿路感染，保护肾功能。生后可行肾盂、膀胱造瘘，尿路重建，但手术效果不确定。1岁左右行睾丸固定术。

（3）生理性肾积水。B超的普及使临床发现许多肾盂肾盏扩张的患儿用现有的检查手段却不能发现尿路梗阻的证据。现在认为这是一种先天性肾盂肾盏发育异常，是一种生理性肾积水。肾积水的鉴别诊断中应考虑这种特殊类型的肾积水。鉴别手段主要包括尿路形态检查，如各种尿路造影无梗阻表现和肾功能无进行性损害。生理性肾积水诊断要点包括无尿路梗阻、无肾脏损害和无任何临床症状的肾盂肾盏扩张。该种肾积水不需治疗。

第二节　儿科泌尿系统疾病的超声运用

超声检查在儿科患者中的应用尤为重要，尤其是对于泌尿系统的诊断和监测。相比于其他影像学检查如CT扫描或X射线，超声不仅更为安全，也不会给患儿带来额外的不适和风险。下面主要探讨超声检查在儿科泌尿系统疾病中的广泛运用，涵盖尿路感染、肾结石、肾积水、肾囊肿、膀胱问题、输尿管积水、泌尿系统肿瘤、膀胱尿潴留以及先天性畸形等方面。

（1）尿路感染中的超声应用。超声检查在诊断和管理儿童尿路感染方面发挥了关键作用，其应用主要包括以下方面：①输尿管和肾盂积水检测。超声检查可以准确识别输尿管和肾盂积水，这是尿路感染的常见并发症。通过超声图像，医生能够评估积水的程度和位置，帮助判断感染的严重性。积水可能由于尿路阻塞或炎症反应引起，而这些信息对于制定治疗计划至关重要。②尿路结构异常检测：超声还可以揭示可能增加尿路感染风险的结构异常，如输尿管扩张、重复输尿管、膀胱憩室等。这些结构异常可能会导致尿液滞留或逆流，从而增加感染的几率。通过早期发现这些异常，医生可以采取适当的预防和治疗措施，减少感染的复发。

（2）肾结石中的超声应用。肾结石是儿童中日益常见的泌尿系统问题，超

147

声检查在儿童肾结石的诊断和监测中应用包括以下方面：①结石的识别和定位：超声检查能够清晰地显示肾脏内部的结构，帮助医生识别结石的存在。结石通常位于肾盂、肾盏或输尿管，超声可以准确定位结石的位置。②结石的大小和数量评估：了解结石的大小和数量对于制定治疗策略至关重要。大结石可能需要手术或其他介入性治疗，而小结石可能通过药物治疗或增加液体摄入排出。超声检查可以提供结石的精确测量数据，帮助医生做出正确的治疗决策。

（3）肾积水中的超声应用。超声检查是检测和评估儿童肾积水的首选方法，其应用包括以下方面：①积水的检测：超声检查可以清晰地显示肾脏的内部结构，并准确检测肾盂和肾盏的积液情况。通过超声图像，医生能够识别肾积水的早期迹象，确保及时干预。②积水的程度评估：超声还可以帮助评估积水的严重程度，从轻度积水到重度积水，了解肾脏扩张的程度对于确定下一步的治疗方案至关重要。积水的严重程度可以影响到儿童肾脏功能，超声能够提供详细的影像学证据，支持医生的临床决策。

（4）肾囊肿中的超声应用。超声检查在识别和评估儿童肾囊肿方面的应用包括以下方面：①肾囊肿的识别：通过超声波的传播，医生可以清晰地观察到肾脏的内部结构，并识别出无回声的囊状影像。这些影像通常表现为圆形或椭圆形的区域，与周围的正常肾组织形成鲜明对比，从而帮助医生快速诊断肾囊肿。②囊肿的大小和位置评估：了解肾囊肿的大小和位置对于评估病变的严重性以及制定治疗计划非常重要。大的囊肿可能需要更积极的治疗措施，而小的囊肿可能仅需定期监测。此外，囊肿的位置也可能影响周围器官或组织的功能，甚至引发并发症。

（5）膀胱问题中的超声应用。超声检查在儿童膀胱的结构和功能检测中的应用包括以下方面：①膀胱结构异常检测：膀胱憩室是膀胱壁的一部分突出形成的袋状结构，可能导致尿液潴留和感染。超声检查能够清晰显示膀胱的形态和结构，帮助识别这些异常结构。②膀胱内结石检测：膀胱结石是由于尿液中的矿物质沉积而形成的硬块。超声检查可以观察到膀胱内的结石，评估它们的位置、数量和大小，从而帮助制定适当的治疗策略。

（6）输尿管积水中的超声应用。超声检查在检测和评估儿童输尿管积水的应用包括以下方面：①输尿管扩张检测：超声能够清晰显示肾脏和输尿管的结构，并识别输尿管的扩张情况。这对于早期诊断输尿管积水非常重要。②积水程度评估：超声检查可以评估积水的程度和在输尿管内的分布情况，从而帮助医生了解病情的严重性，并制定相应的治疗计划。

（7）泌尿系统肿瘤中的超声应用。超声检查在儿童泌尿系统肿瘤的检测应用包括以下方面：①肾脏肿瘤检测：超声可以用于检测肾脏内的异常肿块，如肾细胞癌或良性肾囊肿。超声图像能够清晰显示肿瘤的位置、大小和形态，有助于医生做出初步的诊断和评估。②膀胱肿瘤检测：超声同样适用于检测膀胱肿瘤，通常表现为膀胱壁上的异常增厚或肿块。超声检查能够揭示这些异常，并为进一步的诊断和治疗提供线索。

（8）膀胱尿潴留中的超声应用。超声检查在检测和评估儿童膀胱尿潴留方面具有重要作用。①膀胱排空情况评估：超声可以观察膀胱的结构和形态，并评估是否存在残留尿液。在正常情况下，膀胱应在排尿后完全排空。超声能够显示膀胱内是否有残留尿液，从而判断是否存在尿潴留。②尿潴留程度测量：超声还可以测量膀胱内残留尿液的容量，帮助评估尿潴留的严重性。尿潴留的严重程度会影响治疗的选择，因此准确评估尿潴留对于患儿的康复至关重要。

（9）泌尿系统先天性畸形中的超声应用。泌尿系统的先天性异常可能导致多种疾病，如双肾、肾盂输尿管连接异常等，这些问题可能对儿童的健康产生严重影响。超声检查在早期发现和评估泌尿系统先天性畸形方面具有独特的优势，其应用包括：①双肾异常检测：正常情况下，人体只有一对肾脏。然而，有些儿童可能会出现双肾的情况。超声检查能够清晰显示肾脏的位置、形态和数量，帮助医生发现这些异常。②肾盂输尿管连接异常评估：肾盂输尿管连接异常是一种常见的先天性畸形，可能导致尿液在肾脏和输尿管之间的逆流。超声检查可以显示肾盂和输尿管的连接情况，并评估是否存在异常的输尿管开口位置或输尿管扩张。

第七章

儿科内分泌疾病与超声诊断学

第一节　儿科常见内分泌疾病的诊疗

一、儿科生长激素缺乏症的诊疗

"各种原因造成的儿童矮身材是指身高低于同种族，同性别、同年龄正常儿童生长曲线第三百分位数以下，或低于其身高均数减两个标准差（–2SDS）者"[1]，其中部分患儿是因下丘脑或垂体前叶功能减低、分泌生长激素不足所致身材矮小，称为生长激素缺乏症。

（一）临床表现

（1）出生时身长和体重正常。少数患儿曾有臀位产、产钳助产致生后窒息等病史。

（2）一般在一岁后开始出现生长减慢，生长速度常<4cm/年。随着年龄增长，身高落后日益明显，一般智力正常，牙齿萌出及换牙延迟。

（3）面容幼稚，呈娃娃脸，腹部皮下脂肪相对丰满。

（4）当患儿同时伴有其他垂体激素缺乏时，临床出现相应激素分泌不足的症状和体征。

（二）诊断要点

1. 仔细采集病史与全面体检

仔细采集病史包括：出生时身长，体重，出生时状况，出生后生长发育，运动和智力发育情况；母亲妊娠及生产史，孕期健康状况；父母及家族其他成员的身高等。认真全面体检，进一步排除其他导致生长障碍的疾病。

2. 实验室检查

（1）生长激素（GH）刺激试验：由于GH的释放呈脉冲性，其正常基值仅为0~3μg/L，故不能依靠此值做出诊断，必须进行两种药物刺激试验，根据GH峰值判断：分泌峰值小于5μg/L确诊为完全性生长激素缺乏症；分泌峰值5~

---

[1] 王艳.实用儿科疾病诊疗技术［M］.长春：吉林科学技术出版社，2017：285.

10μg/L则为部分缺乏。

（2）血清甲状腺激素（T_4、T_3）及促甲状腺素（TSH）；肾上腺及性腺激素的测定，用以判断有无全垂体功能减退。

（3）血清胰岛素样生长因子-I（IGF-I）及胰岛素样生长因子结合蛋白-3（IG-FBP-3）浓度常降低。

（4）生长激素释放激素（GHRH）兴奋试验：用于鉴别病变位于下丘脑或垂体。结果判断：GH峰值＞10μg/L为下丘脑性生长激素缺乏；GH峰值＜10μg/L为垂体性生长激素缺乏。

（5）骨龄常落后于实际年龄2岁以上。

（6）染色体检查，排除Turner综合征。

（7）必要时作垂体CT或MRI的检查，以排除肿瘤等情况。

（三）临床治疗

儿科生长激素缺乏症的治疗目的是尽可能恢复正常生长速率，延长生长时间，以期达到较满意的最终身高。

（1）基因重组人生长激素替代治疗。剂量为0.1U（kg·d），每日睡前皮下注射，每周6~7次，开始治疗时年龄愈小者，疗效愈显著，以第一年效果最佳，治疗应持续至骨骺融合。

（2）合成代谢激素。司坦唑醇：剂量为每日0.05mg/kg，分2次口服。6~12个月为一疗程。

（3）若伴有甲状腺功能减退者，必须加服甲状腺片40~60mg/d，若伴促性腺激素不足，可于青春期时给予雄激素或雌激素类药物联合治疗，如十一酸睾酮或妊马雌酮等。

二、儿科先天性肾上腺皮质增生症的治疗

先天性肾上腺皮质增生症（CAH）是由于肾上腺皮质类固醇生物合成过程中酶缺陷，使皮质醇合成不足，血清皮质醇浓度降低，负反馈作用消除，以致ACTH分泌增多、刺激肾上腺皮质增生，同时影响盐皮质激素和性激素的生物合成。临床出现不同程度的肾上腺皮质功能减退并伴有性征异常表现。

（一）临床表现

1. 3β-羟化酶缺乏

3β-羟化酶缺乏极罕见，皮质醇、醛固酮和雄激素的合成均受阻。表现为：①新生儿期即发生失盐、脱水，病情较重，若不及时诊治可早期死亡；②女孩男性化，阴蒂肥大；③男孩为假两性畸形，男性性分化不全，如阴茎发育差，尿道下裂等。

2. 11β-羟化酶缺乏

11β-羟化酶缺乏约占CAH的5%。表现为：①男性化；②由于11-去氧皮质醇、11-脱氧皮质酮及雄激素分泌增加，故有高血压和低血钾表现。

3. 17α-羟化酶缺乏

17α-羟化酶缺乏较少见。表现为：①高血压明显；②低血钾；③碱中毒；④女孩呈现幼稚型性征、原发性闭经等；⑤男孩为假两性畸形，出生时呈女性表现。

（二）诊断要点

（1）仔细询问病史特别是家族史，认真查体，结合以上临床表现进行分析。

（2）新生儿期筛查，可对21-羟化酶缺乏进行筛查，以早期诊断、早期治疗。

（3）血17-羟孕酮（17-OHP）的测定，对21-羟化酶缺乏极有诊断价值，当>30.3nmol/L（1000ng/dL）时可确诊；非典型型可进行ACTH刺激实验。

第四，X线检查，骨龄明显增速超过患儿实际年龄。

第五，B超或CT检查可显示双侧肾上腺增大。

（三）临床治疗

1. 常规皮质激素维持治疗

（1）糖皮质激素：目的是补充皮质激素分泌不足，抑制ACTH和雄激素的分泌；应早期治疗，终身服用醋酸氢化可的松，剂量12~25mg/（m² · d），分2次口服，2/3量晚间服，1/3量白天服用。对21-羟化酶缺陷晚发病人可用地塞米松0.25~0.5mg，每日或隔日1次。

（2）盐皮质激素：若无盐皮质激素时，较大儿童可分次口服氯化钠胶囊2~4g/d，小婴儿可鼻饲生理盐水。

（3）性激素：17–羟化酶缺陷和3β–羟类固醇脱氢酶缺陷者，不论性别，在青春期均应补充性激素以维持其表型。

2. 肾上腺危象治疗

（1）严重失盐型需纠正脱水及电解质紊乱，第1日总液量80～120mL/kg，给钠10mmol/kg，第1小时可补生理盐水20mL/kg扩容。

（2）氢化可的松5～10mg/kg，每6h1次。

（3）盐皮质激素：醋酸去氧皮质酮（DOCA），每日1～2mg；或9a–氟氢化可的松，每日0.05～0.1mg。

（4）第2日根据病情和血电解质及脱水纠正情况，酌情减少皮质醇用量和调整治疗。

（5）在感染、手术、创伤等应激情况下，增加皮质醇2～3倍或更多。

治疗成功的关键是合适的皮质激素剂量和定期随访，保持正常生长速率，使患儿既无雄激素及外源性皮质激素过多征象，又能维持正常的性腺成熟和发育。

三、儿科肾上腺皮质功能减退症的治疗

儿科肾上腺皮质功能减退症是由多种原因导致肾上腺皮质功能不足而产生的一系列临床表现，根据发病原因，本病可分为3类：①原发性肾上腺皮质功能不足；②继发性肾上腺皮质功能不足；③终末器官对皮质激素不敏感。临床又可分为急性肾上腺皮质功能减退和慢性肾上腺皮质功能减退（阿狄森病）两类。

（一）儿科急性肾上腺皮质功能减退症的治疗

急性肾上腺皮质功能不足症在小儿较少见，一旦发生可迅速出现脱水、循环衰竭、休克及昏迷等危象，必须及时准确的诊治，否则危及生命。

1. 临床表现

（1）新生儿肾上腺出血症。与难产与患儿凝血酶原水平低等因素有关。临床表现和病情轻重决定于出血部位及程度，严重双侧肾上腺出血者可有面色苍白、发绀、高热、呼吸困难、心动过速及休克等表现。

（2）华–佛综合征。多见于由严重感染导致肾上腺皮质受损。起病急剧，病初烦躁不安，头痛及胃肠道症状；病情发展迅速、凶险，继之高热、面色苍白、广泛皮肤出血和瘀斑、血压下降、循环衰竭，同时出现颈强直、惊厥、昏迷

等神经系统症状，若不及时抢救，1～2d内死亡。

（3）肾上腺危象。由于肾上腺分泌糖及盐皮质激素严重不足，常发生在新生儿和婴儿时期，短时间内出现失盐症状：恶心、呕吐、腹泻、体重不增、发热、嗜睡、脱水，迅速循环衰竭及昏迷。

2. 诊断要点

（1）要根据发病急、病情发展极快及严重的临床表现，应考虑本病的可能性。

（2）由于病情发展快及凶险，故实验室检查来不及作，对诊断帮助不大。

3. 临床治疗

（1）对症治疗，如升压药，镇静药等。

（2）糖皮质激素。氢化可的松1～2mg（kg·d），静脉注射，每6h1次，可同时肌肉注射醋酸可的松1～2mg（kg·d），病情好转后逐步减少用量。

（3）控制感染。应选择强有力有效的广谱抗生素。

（二）儿科慢性肾上腺皮质功能减退症的治疗

由于肾上腺皮质自身免疫性损害、结核或其他感染导致肾上腺皮质遭到破坏，造成肾上腺皮质激素分泌不足。大约45%肾上腺皮质炎患儿伴发其他内分泌腺或器官的特异性自身免疫性疾病。

1. 临床表现

（1）起病缓慢。早期仅有乏力、体重减轻、食欲减退、恶心呕吐、腹泻、头晕、心悸、多汗，严重者血压偏低、昏厥。

（2）皮肤色素沉着。为本病突出症状，以口唇、牙龈、黏膜、皮肤、乳晕、生殖器、肛门、关节及手掌指纹等受摩擦和受压部位明显。

（3）伴发自身免疫性多发性内分泌腺功能减退症，如慢性淋巴细胞性甲状腺炎、1型糖尿病等。

（4）低血糖。约90%以上患儿可发生低血糖，突然出冷汗、饥饿感、面色苍白等，延长空腹时间可诱发低血糖。

（5）肾上腺危象，可发生在病程的任何阶段，常在应激情况下发生，可有胃肠功能紊乱等前期症状，继之脱水酸中毒、发热、低血压、循环衰竭、惊厥、昏迷等，若抢救不及时可危及生命。

2．诊断要点

（1）有其他自身免疫性疾病或既往患过结核病史，有以上临床表现。

（2）实验室检查，主要包括以下方面：

①血生化：血钠、氯降低，血钾增高，钠/钾＜30。

②尿排钠、氯增高，尿钾减少。

③血及24h尿皮质醇浓度：血皮质醇降低，昼夜节律消失；24h尿17KS和UFC低于正常。若有盐皮质激素缺乏，则血和醛固酮水平均低。

④ACTH兴奋试验：反映肾上腺皮质醇储备功能，快速单剂量法可用于筛查，本病无反应或反应很小；连续刺激法，原发性皮质功能减低者无反应或轻度反应，继发性者呈延迟反应。

⑤血浆ACTH测定：原发性明显增高，继发性正常低限或降低。

⑥X线检查：胸片可见心影较小；腹部平片在肠、肾上腺部位可见结核病灶。

⑦心电图：显示低电压，T波低平或倒置，P–R间期及Q–T间期延长。

⑧CRH刺激试验：用以鉴别继发性肾上腺皮质功能减退的病因，注射后ACTH有反应且反应延迟，表示病变在下丘脑；无反应则表示病变在垂体。

3．临床治疗

（1）饮食治疗，应注意食盐的补充，一般2～4g/d；维生素C有利于色素沉着的减退。

（2）皮质激素替代疗法，其目的为补充日常生活状态下生理剂量的肾上腺皮质激素，一般用糖皮质激素，必要时补充盐皮质激素。肾上腺危象及应激情况下的治疗皮质醇药量要增加1～3倍。

（3）抗结核治疗，如有活动性结核者，应积极给予抗结核治疗。因利福平可加速皮质醇在肝脏代谢，同时应用时需相应增加皮质醇的剂量。

四、儿科原发性酮固酮增多症的治疗

原发性酮固酮增多症（简称原醛症），主要是由于肾上腺皮质病变导致分泌酮固酮增多造成，这种过度分泌不受肾素–血管紧张素的调控，本病特点是高血压、低血钾及肾素–血管紧张素系统受抑制。

（一）临床表现

（1）高血压为最主要和最早的症状，开始血压轻度增高，常无明显症状，随病程延长血压继续升高，呈中等增高，出现乏力、头晕、头痛等症状。

（2）低血钾表现常为首发症状，特别在用噻嗪类药物治疗高血压后使低血钾加重、肌肉软弱，麻痹多于清晨醒后或久坐后出现；发作轻重不一，严重时发生呼吸、吞咽困难，甚至危及生命。发病年龄小者，由于延误诊断和长期低血钾可致生长发育迟缓。

（3）多饮多尿。多尿是由于低血钾损害肾小管浓缩功能所致，尤以夜尿增多明显。

（4）心脏症状，阵发性心动过速、室颤及阿斯综合征等。

（二）诊断要点

1. 诊断要素

（1）结合病史及认真体检，特别是规范测量血压。

（2）结合实验室检查，患儿有低血钾、高尿钾、代谢性碱中毒和血浆肾素活性减低及醛固酮水平明显增高同时存在时，原醛症的诊断可确定。

2. 实验室检查

实验室检查应在摄入钠、钾平衡饮食（钠150mmol/d；钾50mmol/d）5～7d后进行，测定各项化验指标。

（1）一般实验室检查：①血清钾及钠：血钾低于正常，血钠偏高。同时测定尿钾，尿钾增多，当血钾<3.5mmol/L、尿钾>25mmol/24h时，支持本病的诊断；②唾液钠/钾比值：正常应大于1，若小于1有诊断价值；③血液气体分析：血pH值升高，偏碱性，二氧化碳结合力高于正常；④尿比重偏低，小于1.010，浓缩试验阴性；⑤心电图：Q-T间期延长，T波增宽低平，出现U波。

（2）病因及定位诊断：④地塞米松抑制试验：剂量2mg/d，分4次口服，连服5d，患儿临床症状改善，血压下降，血钾上升，血浆醛固酮水平降低，支持糖皮质激素抑制性醛固酮增多症的诊断；②肾上腺B型超声、CT检查：可对肿瘤的定位诊断有价值；③放射性碘化胆固醇肾上腺扫描：可鉴别肿瘤或增生；④肾上腺血管造影：操作复杂，必要时作此项检查，用于鉴别肿瘤或增生。

（3）特殊检查：①醛固酮测定：血醛固酮基础值（上午8时，卧位）明显增高；尿醛固酮排量增加；②血浆肾素-血管紧张素活性：低于正常，并对激发试验无反应；若血浆醛固酮与肾素活性比值＞20～25，则高度提示原醛症诊断的可能性；③螺内酯试验：螺内酯是很强的醛固酮拮抗剂，与醛固酮竞争靶组织的受体，达到抑制其潴钠排钾作用，剂量250mg（$m^2 \cdot d$），连服1～2周，血钾上升，血压下降，临床症状改善，支持本症的诊断；④钠负荷试验：高钠饮食（钠240mmol/d，钾50mmol/d）1周后取血测定血钾和醛固酮，原醛症患儿血钾降低，血浆醛固酮水平仍高于正常，临床症状加重；⑤卡托普利试验：卡托普利是一种血管紧张素转换酶抑制剂，可抑制血管紧张素Ⅰ的转换，剂量1～2mg/kg，一次服用，服药前及服药后2h测定血醛固酮，原醛症患儿不被抑制。

（三）临床治疗

1. 药物治疗

（1）螺内酯：剂量3～4mg/（kg·d），分3～4次口服，主要不良反应有消化道症状、男性乳房发育、月经失调、皮疹、低血钠、高血钾、嗜睡或运动失调等。

（2）卡托普利：主要治疗特发性醛固酮增多症，开始剂量1mg/kg，最大量6mg/kg，分3次口服。

（3）氨苯蝶啶：为钠转运抑制剂，抑制肾小管对钠的吸收，阻止小管排钾，一般剂量为2～4mg/（kg·d），分2次口服；主要副作用为眩晕、高血钾等。

（4）硝苯地平（心痛定）：为钙通道阻滞剂，可阻断血管紧张素Ⅱ促进细胞外钙离子进入细胞内的作用，减少醛固酮的合成，剂量0.1～0.2mg/kg，每日3次口服。

（5）地塞米松：用于地塞米松可抑制醛固酮增多症；剂量50mg/kg，每日3次口服，最大剂量不超过2mg/d，一般10～15d见效，减量维持，需长期服用。

2. 手术治疗

肾上腺肿瘤切除，为增加手术的安全性和有利于术后肾素–血管紧张素–醛固酮的恢复，术前应给低盐饮食及螺内酯。同时可减轻高血压和低血钾的临床症状。

3. 低钙及低镁血症处理

用10%葡萄糖酸钙10mL加入10%葡萄糖溶液10～20mL内，静脉输入，必要时可重复使用；低镁时可用25%硫酸镁0.1mL/kg，肌内注射。

4. 严重低血钾处理

严重低血钾可影响呼吸，呼吸麻痹可危及生命，必须及时补充钾制剂，氯化钾200～300mg（kg·d），静脉和口服各半，注意输液中钾浓度应为0.15%～0.3%，即20～40mmol/L。

五、儿科嗜铬细胞瘤的治疗

嗜铬细胞瘤是肾上腺髓质嗜铬细胞和交感神经节残余嗜铬组织的肿瘤，肿瘤组织分泌大量儿茶酚胺类物质，引起临床持续性或阵发性高血压等一系列复杂表现。各年龄均可发病，男孩多见。

（一）临床表现

1. 代谢紊乱

发热、体重减轻、高血糖或伴有糖尿病酮症酸中毒。

2. 高血压

多数起病较急，儿童多为持续性高血压，阵发性加剧，突然头痛、出汗、恶心呕吐、腹痛、视力障碍、多饮多尿等，伴发高血压脑病时出现意识障碍或惊厥，也可伴发肺水肿、心力衰竭或休克。若是分泌去甲肾上腺素的嗜铬细胞瘤，高血压发作时心率可减慢，无明显糖代谢紊乱。

3. 特殊表现

少数病例有高血压与低血压相互交替或阵发性低血压；低血糖症候群表现；腹胀、腹痛及肠出血、肠坏死等。

（二）诊断要点

（1）血浆儿茶酚胺：正常值为低于5.9nmol/L，若在5.9～11.5nmol/L为可疑，若高于11.8nmol/L可确诊。

（2）24h尿3-甲氧-4-羟苦杏仁酸（VMA）：正常为10～30/μmol/24h，本症患儿常高于45/μmol/24h。

（3）24h尿儿茶酚胺：明显增高，以肾上腺素为标准，正常值为低于109nmol/24h，若高于191nmol/24h，可诊断此病；若肾上腺素和去甲肾上腺素含量同时增高时，多数为肾上腺髓质内嗜铬细胞瘤；若去甲肾上腺素水平很高，则可能为异位嗜铬细胞瘤。

（4）激发试验：用于阵发性高血压非发作期，方法：胰高血糖素0.5～1mg

加2mL生理盐水静脉迅速推入，密切观察血压；本病患者在注射后15秒钟左右血压骤升，较基础血压增高6.67kPa以上为阳性。

（5）阻滞试验：用于持续性高血压患者，方法：酚妥拉明1～5mg，静脉注射后，2min内血压迅速下降，高于4.7/3.3kPa且持续3～5min者为阳性。

（6）冷加压实验：用于血压正常、稍高或波动者，可用于鉴别原发性高血压与本病，血压高于21.3/13.3kPa者不能做本试验；本病患者在此试验中最高血压低于发作时和激发试验时的血压。

（7）静脉肾盂造影及肾上腺血管造影：可发现较大的肿瘤。

（8）心电图及眼底检查有异常。

（9）X线检查：胸、腹及膀胱等部位平片，了解肾上腺外的嗜铬细胞瘤。

（10）B超、CT、MRI检查：可发现小肿瘤及异位肿瘤。

（三）临床治疗

1. 外科手术

外科手术为儿科嗜铬细胞瘤的根治方法；注意术前应将血压降至正常或接近正常水平，维持至少2周，密切观察血压的变化。

2. 紧急情况处理

（1）高血压危象处理：①酚妥拉明：为受体阻滞剂，0.1mg/kg，静脉注入，随后用5mg溶于5%葡萄糖溶液100mL中静脉滴入，可控制高血压发作；②酚苄明：可酌情使用，0.2～0.4mg/kg，每日2～3次口服；③普萘洛尔：为β-肾上腺素阻滞剂，1mg/（kg·d），分2～3次口服。

（2）低血糖发作处理：为嗜铬细胞瘤的急症之一，儿童极少见，50%葡萄糖液40～60mL静推，并以10%葡萄糖静点维持血糖浓度；禁用胰高糖素及肾上腺素。

（3）低血压发作处理：以快速补充血容量为主，可输入葡萄糖盐水或低分子右旋糖酐等，原则上不应用升压药。

（4）伴发心律失常处理：应用α、β肾上腺素能阻滞剂，根据心律失常性质选用抗心律失常的药物。

六、儿童糖尿病的治疗

糖尿病是由于胰岛素缺乏所造成的糖、脂肪、蛋白质代谢紊乱症。儿童期原发性糖尿病主要包括以下方面：

（一）儿童1型糖尿病的治疗

儿童1型糖尿病的病因是在遗传易感基因的基础上，由外界环境因素作用引发的机体自身免疫功能紊乱，导致了胰岛β细胞的损伤和破坏，最终使胰岛素分泌量不足。本型必须应用胰岛素治疗。20%~40%患儿以糖尿病酮症酸中毒为首发症状。

1．临床表现

（1）起病较急，常因感染或饮食不当诱发起病，可有阳性家族史。

（2）典型者有多尿、多饮、多食和消瘦"三多一少"症状；不典型者发病隐匿，患儿多表现为疲乏无力、遗尿，食欲正常或减少。

（3）20%~40%患儿以糖尿病酮症酸中毒急症就诊。

2．诊断要点

（1）血生化检查：①血糖测定：诊断糖尿病以使用葡萄糖氧化酶法测定静脉血浆葡萄糖为标准方法，当空腹血糖＞7.0mmol/L（≥126mg/dL），或随机测血糖/OGTT 2h血糖＞11.1mmol/L（≥200mg/dL），临床有"三多一少"症状，尿糖阳性者可诊断为糖尿病；②血清胆固醇、三酸甘油酯和游离脂肪酸：明显升高，定期检测有助于判断病情控制情况；③血气分析：用于糖尿病酮症酸中毒的检查。

（2）尿液检查：①尿糖定性：未经治疗者经常强阳性；已使用胰岛素治疗者在治疗整个过程中应监测尿糖，一般至少4次，每日早、中、晚餐前及睡前各测1次。必要时应测定4段尿，以了解24h内尿糖的变动情况，即：早7时至午餐前；午餐后至晚餐前；晚餐后至睡前；入睡后至次日晨7时。②24h尿糖定量：急性代谢紊乱期每周测定1次，病情平稳后可2~3月测定1次。③尿酮体：当伴有酮症或酮症酸中毒时呈阳性。④尿蛋白：主要了解糖尿病肾脏并发症，常测定微量白蛋白。

（3）葡萄糖耐量试验：口服葡萄糖耐量试验（OGTT）用于疑诊病例，糖尿病患者表现为葡萄糖耐量受损，即空腹血糖＞6.7mmol/L；1h＞10.08mmol/L；2h＞7.8mmol/L。

（4）胰岛细胞自身抗体测定：胰岛细胞自身抗体（ICA）、胰岛素自身抗体（IAA）、谷氨酸脱羧酶自身抗体（GAD65）大多阳性。

（5）糖化血红蛋白（GHbAIC）测定：是葡萄糖在血液中与血红蛋白的非酶性结合产物，反映近期2~3个月内的血糖平均水平，是监测糖尿病患者疾病控制情况的良好指标，正常值为<6%。糖尿病患者多增高。

3.临床治疗

治疗目的：降低血糖、消除症状，预防、延缓各种急慢性并发症的发生提高生活质量，使糖尿病儿童能像正常儿童一样生活、健康成长。

（1）胰岛素治疗。儿童1型糖尿病一经确诊需终生依赖外源性胰岛素替代治疗。由于患儿残余的胰岛β细胞的功能不同，要注意胰岛素治疗的个体化。

①胰岛素的剂量：开始一般按0.5~1.0U（kg·d）给予。年龄小的患者，用量可偏小，为0.25~0.5U（kg·d）；处于青春发育期患者用量偏大，0.6~1.0U/（kg·d）。

②胰岛素的剂量分配：以正规（普通）胰岛素（RI）为例，将全天总量分3次于餐前20~30min皮下注射。根据患儿病情，剂量分配可按如下3种方案选择即：a.三餐餐前剂量相等；b.早餐前用量偏大，午餐及晚餐前用量相等；c.早餐前>晚餐前>午餐前；必要时睡前可增加一次，其剂量最小。

③胰岛素的剂量调整：胰岛素治疗不可能一步到位，每调整一次剂量至少需要观察2~3d，主要根据空腹和餐后2h血糖及段、次尿糖定性指标来进行调整。a.早餐前用量：参照前几日上午7~11时段尿及午餐前次尿尿糖进行调整；b.午餐前用量：参照上午11时~下午5时段尿及晚餐前次尿尿糖；c.晚餐前用量：参照下午5时~晚10时段尿及睡前次尿尿糖；d.睡前用量：参照晚10时~上午7时段尿及早餐前次尿尿糖情况进行调整。

④缓解期胰岛素治疗：此时期胰岛素用量可能仅为2~4U/d，甚至更少，但一般不主张完全停药。

⑤短效（RI）、中效胰岛素（NPH）混合治疗：短效、中效的比例一般为1：2或1：3，分两次于早餐及晚餐前注射。早餐前2/3量，晚餐前1/3量。根据胰岛素不同的作用时间及段、次尿糖情况分别调整短效及中效胰岛素的剂量。

（2）饮食治疗，主要包括以下方面：

①治疗原则，主要包括：a.计划饮食，控制总热量，保证儿童正常生长发育的需要，b.均衡膳食保证足够营养，避免高糖高脂食物，多选择高纤维素食物，烹调以清淡为主；c.定时定量进餐，最好3餐3点心。需注意：进正餐和加餐的时

间要与胰岛素注射时间及作用时间相配合。

②饮食的总热量：全天热卡供给=1000+年龄×（70~100）kcal。全天热量分为3餐3点心；一般三餐分配比例分别为1/5、2/5、2/5；每餐预留15~20g左右的食品，作为餐后点心。需注意：a.年龄大小；b.活动量大小；c.胖瘦程度；d.平日的饮食习惯；e.青春期女孩供给较低的热量。

③保证维生素、微量元素和膳食纤维的摄入，应避免摄入盐过多，建议每日氯化钠摄入量以3~6g为宜。

④营养素的供给与分配：碳水化合物占全天总热量的55%~60%，应选择"血糖指数"低的食品。脂肪占25%~30%；每日脂肪摄入量不能超过全日总热量的300，以不饱和脂肪酸为主，每日胆固醇摄入量不超过300mg；蛋白质为15%~20%，注意选择、保证优质蛋白的摄入。

⑤不适宜糖尿病患儿食用的食品：第1类为高脂肪食品，如肥肉、油炸食品；第2类为高糖食品，如糖果、含糖的饮料、含糖高的水果；第3类是纯淀粉食品，如粉丝、粉条、凉粉等，这些食品最好不吃或少吃。而蔬菜中的黄瓜、西红柿、芹菜等所含热量很少，基本上可以不限制数量。正确对待"无糖食品无糖食品"，这类食品虽不含糖，但既然是食品就有一定的热量，食用后也应减去相应主食量。

（3）运动治疗。运动疗法是治疗糖尿病的重要手段之一。儿童1型糖尿病患者病情稳定后都可以参加学校的各种体育活动，对糖尿病的病情控制有很好的促进作用。运动治疗原则主要包括：①应个体化，循序渐进，定时定量运动，持之以恒。②运动时间：最好每日1次，也可每周4~5次，每次30~60min。原则上应在餐后半小时后进行，以防出现低血糖。③运动强度：要适当、量力而行，要根据运动中和运动后有无不良反应决定运动量。

运动治疗需要注意的事项包括：①最好将胰岛素改为腹壁皮下注射，以免运动时吸收过快，发生低血糖；②运动时应注意选择合适的服装和鞋袜，运动后注意清洁卫生；③运动后易出现低血糖者，可于运动前有计划加用少量食品或适当减少胰岛素量；④注意安全，对年龄较小的儿童，最好家长能够参与，既可给予照顾又能增加乐趣，更利于坚持。

（4）心理治疗是对糖尿病患儿综合治疗的一部分；呼吁社会、学校、家庭给予糖尿病儿童更多的关心和爱护，使他们能像正常儿童一样健康成长。

（5）糖尿病的（自我）监测指标，主要包括以下方面：①尿糖测定：次尿糖、段尿及24h尿糖测定。②尿酮体：每天测定1次。③血糖测定：有条件者可采用微量血糖仪每天监测2～4次。若血糖控制很好，可每周测2～4次。一般每2～3个月门诊复查～次，测定餐后2h血糖。④血脂测定：一般每半年测定1次。⑤糖化血红蛋白：应2～3个月测1次，一年至少4～6次。⑥其他检查：根据病情要常规定期随访，监测血压、检查眼底、尿微量白蛋白和β2微球蛋白等。以早期发现、治疗糖尿病的慢性并发症。

（二）儿童2型糖尿病的治疗

2型糖尿病多发于成人，40岁以上发病率明显增高，但近年来发现儿童、青少年中发病率也有增高趋势。2型糖尿病有很强的遗传倾向，是多基因异质性疾病。一部分病人是以机体对胰岛素敏感性降低为特点，导致胰岛素生理效应下降，但血胰岛素水平高于那些对胰岛素敏感的个体，针对升高的血糖，胰岛素相对不足；这类患者多见于肥胖者。另一部分患者以β细胞功能减低或衰退为主，胰岛不能代偿性增加分泌，血糖明显升高而体重正常或偏低。环境因素对2型糖尿病的发生也起着重要作用。

1. 临床表现

（1）发病较隐匿，多见于肥胖儿，病初为超重以后渐消瘦。

（2）"三多一少"症状，多饮、多食、多尿和体重下降。

（3）不易发生糖尿病酮症酸中毒。

（4）部分患儿颈部、腋下等部位皮肤伴黑棘皮样改变，阴部念珠菌病，反复皮肤感染。

（5）多不需要注射胰岛素来维持生命，但也可因血糖控制不佳或有急、慢性并发症而需使用胰岛素治疗者。

（6）遗传倾向明显，为多基因隐性遗传。多无HLA相关型遗传机制。

2. 诊断要点

具有以上临床特点，检查胰岛细胞自身抗体ICA、IAA及GAD$_{65}$阴性。

3. 临床治疗

（1）饮食治疗。饮食治疗的目的是维持标准体重。矫正已发生的代谢紊乱，减轻胰岛β细胞的负担。由于儿童青少年2型糖尿病多为肥胖者，故饮食治疗原则为：①符合糖尿病饮食：碳水化合物、脂肪、蛋白质的比例分配与1型糖尿病相同。②热卡控制应使体重逐渐下降到身高体重标准的110%左右，即要考虑儿童的生长发育又要防止营养不良的发生。③应因人而异。

（2）口服降糖药治疗。目前口服降糖药品种繁多，按其主要降糖机制可分为：①磺脲类（SU）；②双胍类葡萄糖苷酶抑制剂；③α葡萄糖苷酶抑制剂；④胰岛素增效剂；⑤苯甲酸类促胰岛素分泌剂。应根据每个病人具体病情选用，对儿童2型糖尿病人最好选用降糖作用温和、剂量范围大的磺脲类或双胍类为宜。

①磺脲类：适用于中轻度血糖增高的2型糖尿病人，特别是胰岛素分泌功能减低者。甲苯磺丁脲（D860）：每次剂量为5~12岁14mg/kg，每日2~3次口服，若疗效不明显，可酌情加量。

②双胍类：适用于肥胖超重、轻中度高血糖的2型糖尿病，血浆胰岛素偏高者二甲双胍每次剂量5~6岁0.125g；7~8岁0.175g；9~10岁0.2g；11~12岁0.25g，每日2~3次。若疗效不显著，可酌情加量。

药物不良反应包括：磺脲类药物的不良反应有低血糖，少数病人有胃肠道反应及增加体重；双胍类药物主要副作用为恶心、食欲下降、腹胀、腹泻等胃肠道反应。此二类药物主要在肝、肾代谢和排除，故应定期复查肝肾功能。

（3）运动治疗。原则上运动方式和运动量的选择应当个体化，根据性别、年龄、体力、运动习惯和爱好选择适当的运动。一般肥胖患儿运动消耗的热量应大于摄入的热量，才能减轻体重。部分患儿经饮食和运动治疗后病情能够得到较好的控制。

（三）儿童糖尿病酮症酸中毒的治疗

儿童1型糖尿病常以酮症酸中毒（DKA）为首发症状发病，各种感染、胰岛素治疗中断或使用不当、饮食不当或在各种应激情况下如外伤、手术、精神刺激等均可诱发酮症酸中毒。

1. 临床表现

（1）起病时，病人常先有口渴、多尿、恶心、呕吐。

（2）腹痛为突出症状，全腹疼痛，无局限性压痛，常被误诊为急腹症。

（3）呼吸，常呈现慢而深的模式，即Kussmanl呼吸，呼出的气体常有酮味，被形容为一种烂苹果味。

（4）脱水，严重时可表现为口唇干裂、皮肤干燥、短期内体重下降、血压降低。

（5）严重者，精神状态发生改变，有不同程度的意识障碍。

（6）感染性休克，常发生在感染诱发DKA时，如只注意抢救感染性休克而忽略糖尿病的诊断，可使病人丧失抢救机会。

2．诊断鉴别

DKA的诊断并不困难，其关键是应考虑到糖尿病的可能，鉴别存在如下情况的患者：①不明原因的昏迷病人；②已能控制排尿的小儿反复出现遗尿；③顽固性脱水酸中毒难以纠正；④食欲下降、乏力原因不明时；⑤呕吐、腹痛伴有明显呼吸深长，呼出气体有烂苹果味时；⑥反复皮肤、尿路感染而不能用其他原因解释者均应及时查血糖、尿糖及酮体；当尿糖、尿酮体增高同时血糖升高时，无论既往有无糖尿病史均应考虑DKA的诊断。

3．实验室检查

（1）血糖＞16.8mmol/L（300mg/dL）。

（2）血pH＜7.3、HCO_3^-＜15mmol/L。

（3）血酮体和尿酮体及尿糖阳性。

（4）阴离子间隙增高。

4．临床治疗

临床治疗的治疗目的是纠正水和电解质的紊乱；迅速用胰岛素纠正糖和脂肪代谢的紊乱，逆转酮血症和酮中毒；去除引起DKA的诱因。

（1）小剂量胰岛素静脉持续滴注法。具有方法简便易行、疗效可靠、无迟发低血糖和低血钾反应等优点（应用1条静脉通道）。

①剂量：开始为胰岛素（RI）0.1U（kg·h），以0.9%盐水稀释，利用输液泵控制输液速度。每1h监测血糖1次，根据血糖下降情况，逐渐调整减慢输液速度。以维持血糖在8.4～11.2mmol/L（150～200mg/dL）为宜。

②停用指征：当血糖降至11.2mmol/L（200mg/dL）以下时，如酮症消失，可停止持续静脉滴注胰岛素，在停止滴注前半小时，需皮下注射RI 0.25U/kg，以防止血糖过快回升。开始进餐后，转为常规治疗。

（2）消除诱因，选择有效的抗生素，积极控制感染。在DKA的整个治疗过程中，必须守护病人，严密观察，掌握治疗方案的具体实施情况，做到心中有数，随时依病情变化修正治疗计划，避免因处理不当而加重病情。

（3）补液。DKA诊断一经确定，应同时开放两个静脉通道，以期迅速恢复循环血容量，保证重要器官，心、脑、肾的灌注，并逐渐补足总体和细胞内液体的丢失及纠正电解质紊乱。

①补充累积损失（应用另一条静脉通道）：一般按中度脱水估计，即按80~100mL/kg计算，首批输注生理盐水20mL/kg，于30min至1h内输入；膀胱有尿，从第二批液体开始，即可输入不含糖的半张含钠液，其中钾的浓度为20~30mmol/L。累积损失的1/2量应在开始治疗后8~10h内给予，余量在其后14~16h内匀速输入，速度以10~20mU（kg·h）为宜。

②补钾：发生酮症酸中毒时，由于机体组织大量破坏，体内钾离子随大量尿液而丢失，造成总体缺钾。由于酸中毒时钾离子由细胞内移至细胞外，可造成血钾正常的假象。随着酸中毒的纠正，特别是应用胰岛素后，血钾迅速转入细胞内，致使血钾下降，因此需及时补钾。第1个24h内可按3mmol/kg给予。能进食后，改为每日口服氯化钾1~3g/d，持续5~7d。

③生理维持量：按1500mL/（m²·d）计算，在24h之内均匀输入；液体种类为去糖维持液，即含钠30mmol/L、钾20mmol/L。

④碱性液的应用：DKA使用碱性液的原则与一般脱水酸中毒不同，需严格掌握应用指征。经过输液和胰岛素治疗后，体内过多的酮体可转化为内源性HCO_3^-，纠正轻度酸中毒。经适当治疗后若复查血气pH仍<7.2，可考虑使用碱性液。所需HCO_3^-的补充量（mmol）=体重kg×（15-所测HCO_3^-）×0.6，先给半量，以蒸馏水稀释成等张液（1.4%）才能使用。酸中毒越严重，血pH越低，纠正酸中毒的速度不宜过快，避免引起脑水肿。

⑤含糖液的应用：补充外源性胰岛素后，在足量葡萄糖的环境中有利于胰岛素发挥作用，由于胰岛素降血糖作用快速，而酮体的代谢较缓慢，如不注意糖的补充，可出现低血糖和酮血症并存。当血糖下降至11.2mmol/L（200mg/dL）以下时，应给予含糖液，其浓度为2.5%~5%，葡萄糖与胰岛素的比例一般按4g葡萄糖：1U胰岛素，也应注意剂量的个体化。以维持血糖在8.4~11.1mmol/L为宜。

⑥磷的补充：适当补充口服磷酸盐合剂。

七、儿科尿崩症的诊疗

尿崩症是由于各种原因导致的肾脏尿浓缩功能障碍，临床以多饮、多尿、尿比重和尿渗透压降低为特点，其中因下丘脑和垂体后叶神经内分泌功能异常、造成精氨酸加压素（AVP）又称抗利尿激素（ADH）合成或分泌不足者称中枢性尿崩症。肾脏对AVP无反应者为肾性尿崩症。

（一）临床表现

（1）任何年龄均可发病，一般起病突然，也可呈渐进性。

（2）婴幼儿因烦渴表现为哭闹不安，发热，体重不增等症状；若不及时补充水分，可以出现脱水征，严重者甚至抽搐。

（3）烦渴，多饮、多尿，24h饮水量或尿量应大于3000mL/m²。

（4）临床同时出现头痛、呕吐、视力障碍、性早熟或肥胖等症状时应排除颅内占位性病变。

（5）皮肤干燥、弹性差、精神萎靡不振，食欲减退，体重下降。因夜尿增多，影响睡眠。

（二）实验室检查

（1）尿常规与尿渗透压。尿比重不超过1.005，尿色清澈，尿糖阴性，尿渗透压<200mmol/L，血浆渗透压正常高限。

（2）垂体加压素试验：用以鉴别中枢性尿崩症和肾性尿崩症，可与限水试验连续进行，当限水试验进行至相邻两次尿液的渗透压之差<30mmol/L时即可开始此项检查。方法：皮下注射垂体后叶素5U；若为中枢性尿崩症，尿比重在2h内明显上升>1.016，尿渗透压大于血渗透压。若为肾性尿崩症，则尿量及尿比重无明显变化。

（3）血浆AVP测定：在重症中枢性尿崩症，血浆AVP浓度<0.5mg/L；肾性尿崩症者，血浆AVP水平升高。

（4）限水试验：用于真性尿崩症和精神性多饮的鉴别。方法：晨起排空膀胱，测血压及体重，测尿比重、血钠和血渗透压后，开始禁水；每小时排尿一次，测尿量、尿比重、渗透压，测血压及体重；根据患儿临床反应可进行6～8h，甚至12～16h。若患儿持续排低渗尿，体重下降3%～5%，血钠>145mmol/L，血渗透压>295mmol/L，应考虑为真性尿崩症；若对限水试验耐受良好，尿渗透压明显上升，为精神性多饮。必须密切观察试验全过程，当体重下降5%时，应即终止试验。

（三）临床治疗

1. 加压素替代治疗

（1）去氨加压素（DDAVP）：每次剂量为0.05～0.1mg，每日2次口服；鼻内滴入剂量为1.25～10μg/d，偶有头痛、血压增高等不良反应。

（2）鞣酸加压素：每次剂量0.1～0.3mL，最大量0.5mL，肌内注射，通常一次注射的作用时间维持3～5d，当药效减弱时再注射第二次。

2. 非激素治疗

（1）氯贝丁酯（安妥明）：15～25mg（kg·d），分2～3次口服，有食欲减退、恶心呕吐、白细胞减少和肝功损害等不良反应。

（2）氢氯噻嗪：剂量为2～4mg（kg·d），分2～3次口服，同时补充钾，对肾性尿崩症有效。

（3）卡马西平：剂量为10～15mg/（kg·d），分2～3次口服。

（4）氯磺丙脲：剂量为20mg/（kg·d），分2次口服，可有低血糖不良反应。

八、儿科甲状腺功能减退症的诊疗

甲状腺功能减退症（简称甲减）是由多种原因影响下丘脑-垂体-甲状腺轴功能、导致甲状腺激素的合成或分泌不足；或因甲状腺激素受体缺陷所造成的临床综合征。根据病因和发病年龄可分为先天性甲减和获得性甲减两类，小儿时期多数为先天性甲状腺功能减退症。

（一）儿科先天性甲状腺功能减退症的诊疗

先天性甲状腺功能减退症以往曾称为呆小症或克汀病。本病分为两类：散发性甲减，这是由于胚胎过程中甲状腺组织发育异常、缺如或异位，或是甲状腺激素合成过程中酶缺陷所造成；地方性甲低，这是由于水、土或食物中缺碘所致，多见于甲状腺肿流行地区。

1. 临床表现

（1）新生儿期表现，主要包括：①常为过期产，出生体重超过正常新生儿；②胎便排出延迟，腹胀，便秘；③喂养困难，哭声低，声音嘶哑；④低体温，末梢循环差；⑤生理性黄疸期延长。

（2）迟发性甲减，主要包括：①发病年龄晚；②食欲减退，少动，嗜睡，怕冷，便秘，皮肤粗糙，黏液性水肿；③表情淡漠，面色苍黄，疲乏无力，学习成绩下降；④病程长者可有生长落后。

（3）地方性甲减，主要包括：①神经性综合征：以聋哑，智力低下，共济失调，痉挛性瘫痪为特征，身材正常。②黏液水肿性综合征：以生长发育明显落后，黏液性水肿，智力低下，性发育延迟为特点。

（4）典型表现，主要包括：①特殊面容：头大颈短，表情淡漠，眼距增宽，眼裂小，鼻梁塌平，舌体宽厚、伸于口外，皮肤粗糙，头发稀疏干燥，声音嘶哑。②特殊体态：身材矮小，上部量大于下部量，腹大、脐疝，脊柱弯曲，腰椎前凸，假性肌肥大。③运动和智力发育落后。④生理功能低下：怕冷少动，低体温，嗜睡，对外界事物反应少，心率缓慢，心音低钝，食欲差、肠蠕动减慢。

2. 诊断要点

（1）根据发病年龄，患儿是否来自甲状腺功能减退流行地区；符合以上临床表现者。

（2）实验室检查，主要包括以下方面：①血清T_3、T_4及甲状腺刺激激素（TSH）浓度测定：T_3、T_4降低；TSH水平增高，若高于20mU/L可确诊。必要时测游离T_3和游离T_4及甲状腺素结合球蛋白。②基础代谢率降低，能合作的较大患儿可进行此项检查。③血胆固醇、肌酸激酶和甘油三酯常增高。④甲状腺自身免疫性抗体：甲状腺球蛋白抗体（TG-Ab）和甲状腺过氧化物酶抗体（TPO-Ab）测定，以除外慢性淋巴性甲状腺炎所致甲减。

（3）X线检查。骨化中心出现延迟，骨龄落后于实际年龄（一岁以下者应拍膝关节），骨质疏松。

（4）甲状腺核素扫描，有助于甲状腺发育不全、缺如或异位的诊断。

3. 临床治疗

（1）治疗原则：早期诊断，早期治疗，终身服药；用药应从小剂量开始，注意剂量个体化，根据年龄逐渐加至维持剂量，以维持正常生理功能。

（2）替代治疗，主要包括以下方面：①甲状腺片：维持剂量：2~6μg/（kg·d），每日1次口服，亦须依据血清T_3、T_4、TSH测定值进行调整。②1-甲状腺素钠：维持剂量：新生儿10μg/（kg·d）；婴幼儿8μg/（kg·d）；儿童

$6\mu g/（kg\cdot d）$，每日1次口服，必须依据血清T_3、T_4、TSH测定值进行调整。

（3）定期随访：开始治疗后，每2周随访1次，当血清T_4，TSH正常后可每3个月1次，服药1～2年后可每6个月1次。每次随访均应测量身高、体重、甲状腺功能；每年测定骨龄1次。

（二）儿科获得性甲状腺功能减退症的诊疗

获得性甲减的主要原因是淋巴细胞性甲状腺炎（又称桥本甲状腺炎），是一种器官特异性自身免疫性疾病，近年发病率有所增加，发病年龄多在6岁以后，以青春期女孩多见；其次为误将异位甲状腺作为甲状舌骨囊肿切除及颈部接受放射治疗后；并发于胱氨酸尿症和Langerhans细胞组织细胞增生症等少见。

1. 临床表现

（1）起病较缓慢。多数无主观症状，也有初发病时颈部疼痛，吞咽困难，声音嘶哑，颈部压迫感。

（2）甲状腺不同程度的弥漫性肿大质地中等，有时可触及分叶状。

（3）甲减症状多见于病程较长者，如食欲减退、便秘、学习成绩下降、皮肤黏液性水肿、生长迟缓或停滞等。

2. 实验室检查

（1）血清T_3、T_4，FT_3、FT_4及TSH：病初甲状腺激素水平稍高，TSH正常，随病情发展甲状腺激素水平降低，TSH增高。

（2）促甲状腺激素受体抗体（TR-Ab）：有助于判断自身免疫性甲状腺炎与Graves病是否同时存在。

（3）甲状腺自身免疫性抗体：TPO-Ab及TG-Ab滴度明显高。

（4）细胞学检查：细针穿刺甲状腺组织进行细胞学检查有助于桥本甲状腺炎的诊断。成功率与穿刺部位有关，有时需多次进行，必须选择好适应证。

（5）甲状腺B型超声影像学扫描检查可作为桥本甲状腺炎的辅助诊断。

3. 临床治疗

（1）药物治疗。最常用的药物是左旋甲状腺素，它是一种合成的甲状腺激素，可以替代体内缺乏的自然甲状腺激素。治疗初期，医生会根据患者的年龄、体重和病情来确定初始剂量，然后定期监测血清中的甲状腺刺激激素（TSH）水平，根据TSH的水平来调整药物剂量。

（2）定期监测。治疗期间，需要定期进行血液检查，以监测TSH和自由T_4

的水平，确保药物剂量的合适性。此外，还需要密切关注患者的症状变化，如体重、心率、血压等，以便及时调整治疗方案。

（3）长期治疗。获得性甲状腺功能减退症通常需要长期甚至终身的替代治疗。患者应定期复查，以确保治疗效果。

（4）其他注意事项。在治疗过程中，需要避免与某些药物或食物相互作用，这些药物或食物可能会影响甲状腺激素的吸收。例如，铁剂、钙剂、大豆异黄酮等都可能影响甲状腺激素的吸收。因此，建议在服用这些药物或食物时，与医生咨询。

九、儿科甲状腺功能亢进症的诊疗

甲状腺功能亢进症（简称甲亢）是由于各种原因造成甲状腺激素分泌过多、导致全身各系统代谢率增高的一种临床症候群。儿童时期甲亢的主要病因是毒性弥漫性甲状腺肿，又称Graves病，是自身免疫性甲状腺疾病中的一种，其发病与遗传、环境因素密切相关。由于免疫功能紊乱，体内产生抗TSH受体的自身抗体（TR-Ab）而发病。仅有少数患儿是由毒性结节性甲状腺肿、甲状腺癌、甲状腺炎等罕见疾病所造成。

（一）临床表现

（1）眼球突出。可单侧或双侧，多为轻、中度突眼，眼裂增宽，眼睑不能闭合，瞬目减少、辐辏能力差。恶性突眼及眼肌麻痹少见。

（2）基础代谢率增高。情绪不稳定，易激动，脾气急躁；怕热，多汗，低热；食欲亢进，易饥饿，大便次数增多；心悸，A率增快，脉压增大，心尖部可闻收缩期杂音，严重者心律失常，在儿童期甲亢心脏病罕见。

（3）甲状腺肿大。多呈弥漫性轻、中度肿大，表面光滑，质地中等，严重者可触及震颤，并可闻及血管杂音。

（4）甲亢危象。常由急性感染、手术、创伤等应激情况诱发；起病突然，病情急剧进展；主要表现为高热、烦躁不安、呕吐、腹泻、多汗、心动过速等。重者血压下降，末梢循环障碍，出现休克，危及生命。

（二）诊断要点

（1）部分患者有家族遗传史，任何年龄均可发病，起病缓慢，以学龄儿童多见，有以上临床表现。

（2）实验室检查，主要包括：①甲状腺自身免疫性抗体测定：TG-Ab、TPO-Ab及TR-Ab均有助于鉴别慢性淋巴细胞性甲状腺炎所致的甲亢。②血清甲状腺素水平：总T_4、T_3，游离T_4、T_3增高；TSH降低。③促甲状腺素释放激素（TRH）兴奋试验：本病患儿的TSH无反应或减低。

（3）甲状腺B型超声和扫描。了解甲状腺大小，结节大小、多少，肿瘤或囊肿等，有利于鉴别诊断。对囊肿诊断更好。

（三）临床治疗

临床治疗的目的是减少甲状腺激素的分泌，维持正常甲状腺功能，恢复机体正常代谢，消除临床症状，防止复发。

1. 抗甲状腺药物治疗

（1）甲巯咪唑（他巴唑）：剂量0.5～1.0mg/（kg·d），分2次口服，最大量为30mg/d。

（2）治疗包括足量治疗期和减药期，总疗程3～5年，对青春发育期和治疗经过不顺利者其疗程应适当延长。治疗过程中应定期随访、复查血清总T_3、T_4，游离T_3、T_4及TSH。

（3）丙硫氧嘧啶或甲硫氧嘧啶：剂量为5～10mg（kg·d），分2～3次口服，最大量300mg/d。

（4）β肾上腺素受体阻滞剂：普萘洛尔，剂量0.5～1.0mg（kg·d），分3次口服。

（5）注意药物不良反应，偶有皮肤过敏反应，酌情更换药物；用药后最初2周应查血常规，定期复查肝功能，必要时查肾功能。

2. 甲亢危象的治疗

（1）地塞米松：每次剂量1～2mg，每6h1次。

（2）丙硫氧嘧啶：每次剂量200～300mg，鼻饲，每6h1次。1h后静脉输入碘化钠0.25～0.5g/d。

（3）普萘洛尔：每次0.1mg/kg，最大量5mg，静脉注射，每10min1次，共4次。

（4）纠正脱水，补充电解质。

（5）利舍平（利血平）：每次剂量0.07mg/kg，最大量1mg，必要时4～6h重复。

（6）抗生素：用以控制感染。

（7）对症治疗：如降温、给氧。

十、儿科甲状旁腺功能亢进症的治疗

甲状旁腺功能亢进症（甲旁亢）在临床上分原发性和继发性两类。原发性甲旁亢指甲状旁腺本身的病变，引起甲状旁腺激素（PTH）分泌过多、导致钙磷代谢失常的一种全身性疾病，临床以骨病、肾结石和高血钙为特征。继发性甲旁亢是由于甲状旁腺外疾病所致，常见于肾脏疾患、维生素D缺乏性佝偻病和肾小管酸中毒等。

（一）临床表现

（1）新生儿甲旁亢，常表现哭声低下、喂养困难、便秘、呼吸困难及肌张力低下。

（2）高钙血症，可引起多系统功能紊乱，消化系统有食欲不振、恶心呕吐、便秘、腹痛；体重不增；心血管系统有心律不齐及心搏加快等；肌肉松弛，肌张力减低；中枢神经系统有注意力不集中，智力减退；严重时出现意识障碍甚至昏迷。

（3）骨骼系统症状。早期仅有骨质普遍脱钙，病程长者有佝偻病样骨畸形，如鸡胸、肋串珠、手足镯，下肢呈"O"形或"X"形，典型表现为持续性骨痛、伴有严重的纤维性囊性骨炎及反复多发性骨折。

（4）皮肤、软组织及眼角膜钙化。

（5）肾脏损害，由于尿钙增多，导致尿路结石形成和肾脏钙化，常表现多饮多尿、血尿及肾绞痛，继发性高血压，晚期出现肾功能不全或尿毒症。

（6）甲旁亢危象。因PTH分泌过多使血钙过高致极度厌食、恶心呕吐、腹痛腹泻、高热，严重时出现脱水及电解质紊乱，精神萎靡、嗜睡、抽搐，甚至昏迷。

（二）诊断要点

1. 诊断要素

起病缓慢，病程较长，部分病例有阳性家族史，有以上临床表现。

2. 实验室检查

（1）在钙、磷平衡饮食条件下，连续3天测定：①血清钙，升高，常高于

3mmol/L（12mg/dL）；②血清磷降低或正常低限；③24h尿钙、尿磷排出量增高；④血碱性磷酸酶明显增高；⑤肾小管磷回吸收率降低，小于80%。

（2）血浆PTH常升高。

（3）尿环磷酸腺苷（cAMP）排出增多。

（4）尿羟脯氨酸排出量增高。

（5）肾上腺皮质激素抑制试验：用于鉴别高血钙的病因，由其他原因致高血钙可降至正常。

（6）钙负荷抑制试验：用于可疑病人，甲旁亢病人不受抑制。

（7）X线检查：早期仅有骨质疏松，典型患者指骨、下颌部位显示骨膜下骨皮质吸收；骨脱钙，陈旧性骨折，骨畸形，骨囊性样变；颅骨呈虫蛀样改变。腹部平片可见肾脏钙化灶。少数有异位钙化。

（8）放射性核素检查：^{99m}Tc和^{210}TI双重放射性核素减影扫描，可检出直径1cm以上病变。

（9）颈部B超检查：探查甲状旁腺肿瘤。

（10）颈部及上胸CT扫描。

（三）临床治疗

1. 甲旁亢危象处理

（1）纠正脱水酸中毒及电解质紊乱，同时注意补充钾和镁。

（2）降钙素：剂量为每次4U/kg，6～12h1次。

（3）糖皮质激素：氢化可的松1～2mg/kg。

（4）控制高血钙：可用磷酸钠或磷酸钾中性磷合剂1～2g/d。以减少磷的吸收和增加排泄，以降低血磷；EDTA为钙络合剂，50mg（kg·d），分2～3次，用25%的葡萄糖20～40mL稀释后注入。

（5）严重者进行腹膜透析，有抑制继发性甲旁亢的作用。

2. 外科治疗

甲状旁腺肿瘤应手术摘除；甲状旁腺组织增生可部分切除。术后发生的暂时性低钙血症，可输给10%葡萄糖酸钙。

十一、儿科甲状旁腺功能减退症的治疗

甲状旁腺功能减退症（甲旁减）是由于甲状旁腺激素合成和分泌不足，PTH

结构异常、不能发挥生理作用，或靶器官对PTH不敏感引起的疾病。临床以手足抽搐、低血钙和高血磷为特征。

（一）临床表现

（1）神经-肌肉应激性增高。最初表现为肌痛、四肢麻木，手足僵直，严重者手足搐搦，典型发作呈"助产士手"样表现，同时有喉气管痉挛、雷诺现象、腹痛腹泻发生。隐性抽搐时患儿感到肢体麻木、蚁行感或肌肉疼痛等，面神经叩击和束臂加压试验呈阳性。

（2）外胚层组织器官改变。皮肤干燥脱屑，色素沉着，头发稀少脱落甚至斑秃，出牙晚，牙易脱落，牙釉质发育不良呈黄斑点及横纹，指甲脆弱有横沟，长期未治疗出现眼白内障。常并发白色念珠菌感染。

（3）神经精神症状。记忆力减退，恐惧、神经衰弱，也有以癫痫样发作为首发症状，可出现多动症、共济失调及智力减低。

（4）严重低血钙，可出现心律失常或心力衰竭。

（5）异位钙化灶，软组织、关节部位钙化可致关节疼痛，活动受限。脑基底节钙化可出现震颤性麻痹。

（二）诊断要点

1. 诊断要素

仔细询问病史及查体，符合以上临床表现。

2. 实验室检查

（1）在钙、磷平衡饮食条件下，连续3天测定：①血清钙：常减低，在$1.25 \sim 1.75$mmol/L（$5 \sim 7$mg/dL）之间，游离钙<0.95mmol/L（3.8mg/dL）；②血清磷常增高，达1.96mmol/L以上（>6mg/dL）；③碱性磷酸酶：正常或偏低；④24h尿钙、磷排出量均减少。

（2）心电图：Q-T间期延长，T波低平。

（3）脑电图：长期未治疗者可有棘慢波。

（4）X线检查：显示骨密度增高，骨皮质增厚。

（5）脑CT或MRI：脑基底节钙化灶。

（6）肾小管回吸收率（TRP）稍增高。

（7）PTH兴奋试验：连续肌内注射PTH 3天，剂量为8U/kg，最大量200U。若PTH缺乏，血钙恢复正常，血磷降低；若血钙不升高，为靶器官对PTH不反应。

（8）血PTH测定：多数降低，少数患儿可在正常范围。

（三）临床治疗

1. 急性抽搐期

当手足搐搦或惊厥时，即刻缓慢静脉输入10%葡萄糖酸钙，用量为每次0.5mL/kg，最大量每次不超过10mL，一般用10%葡萄糖液10mL稀释后，以每分0.5～1.0mL速度输入；根据病情，每日1～3次。抽搐缓解后改口服10%氯化钙5～10mL/次，每日3次。

2. 应用维生素D

经补充足够钙后，抽搐无缓解时，适当补充维生素D，必须监测尿钙和血钙，以防发生维生素D中毒、高血钙。

（1）维生素D_2或D_3，2万IU/d。

（2）25（OH）$_2D_3$，剂量20～50IU/d。

（3）阿法骨化醇（1-αOHD），剂量为0.25～1μg/d。

3. 降低血磷

（1）高钙低磷饮食：每日磷摄入量应<0.3～0.5g。

（2）磷结合剂：可服用氢氧化铝乳胶每次10～30mL，每日3次，应与钙剂相隔2h服用。

4. 对症治疗

对症治疗时应用苯巴比妥钠、地西泮、苯妥英钠等用于镇静、止痉。若血镁浓度低时，应补充镁制剂：每日口服25%硫酸镁，70～150mg/kg；或肌内注射50%硫酸镁，每次0.1～0.2mL/kg。

十二、儿科假性甲状旁腺功能减退症的治疗

假性甲状旁腺功能减退症（假性甲旁减）是由于甲状旁腺激素受体缺陷造成，故靶器官（肾脏和骨组织）对PTH无反应，不能发挥其生理作用，临床可出现类似于PTH缺乏所致的低血钙、高血磷症状，但血清PTH浓度正常。一般可分为Ⅰ型和Ⅱ型，根据发病环节不同，Ⅰ型又可分为Ⅰa、Ⅰb和Ⅰc型。

（一）临床表现

（1）迁移性钙化灶，常见于皮下、关节、肌肉、神经基底节部位。

（2）低血钙，手足搐搦，惊厥等。

（3）纤维囊性骨炎，骨骺增厚，边缘不规则。

（4）先天遗传性骨发育畸形，主要见于Ⅰ型；患儿如智力低下，生长落后，圆脸短颈，小下颌，短指趾畸形，尤以第4、5指骨短最常见，牙发育不良等。

（5）其他表现，韧带肌腱附着部位的外生骨疣，颅骨板增厚及骨质脱钙，白内障等。

（二）诊断要点

（1）血清钙、磷测定：血清钙常降低，血清磷正常或增高。

（2）尿钙、磷测定：均降低。

（3）尿羟脯氨酸排出量：Ⅰb型增高。

（4）血清PTH增高。

（5）PTH兴奋试验：一般对外源性PTH无反应。

（三）临床治疗

（1）骨化三醇［（1，25-（OH）$_2$D$_3$）］，可使增生肥大的甲状旁腺缩小、血PTH浓度降低，可使Ⅰb型骨病好转。

（2）纠正低血钙同甲状旁腺功能减退症。

（3）定期随访，以血钙、磷及尿钙、磷监护治疗，以防因长期治疗引起药物中毒。

十三、儿科库欣综合征的治疗

库欣综合征是由于各种原因致肾上腺皮质分泌糖皮质激素过多（主要是皮质醇）所致病症的总称，使各种物质代谢紊乱，同时伴有不同程度盐皮质激素和雄性激素分泌过多的临床表现，一般分为ACTH依赖型和非依赖型及医源性皮质醇增多症。

（一）临床表现

（1）肥胖：呈向心性肥胖，即躯干部皮下脂肪堆积，而四肢相对较细；"水牛背"即背、颈及肩胛间皮下脂肪明显堆积所致；"满月脸"即面部脂肪堆积。

（2）毛细血管变脆，皮肤菲薄，大腿外侧及臀部出现紫纹，骨质疏松致病理性骨折。

（3）高血压：因钠潴留，血容量增多致血压增高，严重者可引起心脏扩大及心力衰竭。

（4）生长迟缓：身高多在第三百分位线以下，年生长速率<4cm，青春期延迟。

（5）依赖型库欣综合征：患儿色素沉着明显，盐皮质激素增多表现为低血钾和碱中毒，出现肌肉无力或肌萎缩。

（二）诊断要点

1．询问病史与查体

起病可急可缓，短期内患儿肥胖伴生长停滞，有以上临床表现，应考虑有本病的可能性。

2．实验室检查

（1）确定皮质醇增多症的存在：①24h尿游离皮质醇（UFC）明显增高。②24h尿17-酮类固醇（17-KS）排出量增高，特别是在肾上腺皮质癌时增高更明显。③血清皮质醇浓度及节律：血皮质醇增高，昼夜节律消失。注意3岁以下小儿尚未建立昼夜节律。④小剂量地塞米松抑制试验：用于确定皮质醇增多症的诊断，服地塞米松7.5μg/kg，最大量0.5mg，每6h1次口服，共8次，服药前后测血清皮质醇和24h UFC，正常人服药后比基础值下降50%以上，本症患儿不能被抑制。⑤地塞米松抑制试验：用于筛查，于夜11时服地塞米松1mg后，次日晨8时取血测血皮质醇，患儿可升高，正常值为<110.4nmol/L（4μg/dL）。⑥血清钠、氯增高，血清钾偏低，白细胞升高，嗜酸细胞减少，血糖有时增高或糖耐量曲线异常。

（2）鉴别病因的检查，主要包括以下方面：

①大剂量地塞米松抑制试验：每次地塞米松30μg/kg，最大剂量2mg，每6h1次口服，共8次。大部分肾上腺皮质肿瘤及异位ACTH综合征不被抑制。

②血ACTH测定：用于鉴别ACTH依赖型及非依赖型，库欣病及异位ACTH综合征时升高，肾上腺肿瘤时常低于正常。

③促肾上腺皮质素释放激素（CRH）兴奋试验：将CRH 100μg溶于1mL生理盐水中静脉注射，于0分钟、30分钟、60分钟、90分钟分别取血测ACTH及皮质醇浓度。肾上腺肿瘤及异位ACTH综合征者缺乏反应，库欣病者明显增高。

④ACTH刺激试验：将ACTH 0.25mg溶于1mL生理盐水中静脉注射，于0分钟、30分钟、60分钟、90分钟及120分钟时分别取血测皮质醇浓度。正常反应峰值比基础值增加1～2倍，肾上腺肿瘤及异位ACTH综合征者常无反应，由垂体ACTH肿瘤引起的肾上腺皮质增生呈反应过强。

（3）定位诊断，主要包括以下方面：

①眼底及视野：有助于垂体肿瘤的诊断。

②X线检查：蝶鞍正、侧位片，必要时做CT有助于垂体微腺瘤的诊断；胸部X线检查有助于ACTH异位分泌症的诊断。

③腹部肾上腺部位B型超声及CT：有助于肾上腺肿瘤的诊断。

（三）临床治疗

1. 药物治疗

轻症或不能手术者可试用药物治疗。如：氨鲁米特0.75g/（m²·d）；米托坦4～6g/（m²·d）；酮康挫。

2. 外科手术治疗

（1）肾上腺皮质癌：早期行根治术，一般行双侧肾上腺全切术，若肿瘤转移或只能切除部分者，加用米托坦，剂量为4～12g/d，先从小量开始，如疗效不显，一个月后加大剂量，用药3个月后可逐渐减量；也可用赛庚啶、美替拉酮或氨鲁米特。

（2）单侧肾上腺腺瘤应切除肿瘤，但健侧肾上腺皮质常萎缩，手术前、术中及术后均应采用皮质醇替代治疗，开始剂量可比生理剂量高3～5倍，氢化可的松50～100mg/m²，静脉输入。术后根据肾上腺皮质功能恢复情况，逐渐减少激素的用量至最小维持量。

（3）异位ACTH综合征：根治原发肿瘤，必要时辅以化疗或放射治疗。

（4）垂体微腺瘤：首选经蝶鞍垂体微腺瘤摘除术，必要时辅以放射治疗。可影响小儿生长发育，术后若有垂体功能减低，需激素替代治疗。

十四、儿童低血糖的治疗

低血糖为一种临床征象，是一组由多种原因引起的临床综合征。

（一）临床表现

（1）慢性低血糖。以脑功能障碍为主要表现，如凝视、表情淡漠、注意力不集中，嗜睡及反应迟钝、行为异常。严重者出现神志障碍、肢体强直，甚至出现癫痫样发作。

（2）急性低血糖。主要为交感神经兴奋表现，可有面色苍白、心慌、手足颤抖、出汗、乏力及恶心、呕吐、腹痛等胃肠道功能紊乱等表现。严重者可突发惊厥和昏迷。

（二）诊断要点

1. 询问病史与查体

询问病史与查体主要包括：①询问症状出现的年龄；②进食或饥饿与症状出现的关系，尤其是否与进食某种特殊性食物有关，如果糖或半乳糖等；③家族中有无遗传代谢病史，是否有婴儿期出现低血糖症状或不明原因死亡婴儿；④注意有无特征性"娃娃脸"、肝脏肿大、黄疸、身材矮小、白内障及酸中毒等表现；⑤是否合并其他慢性疾病，有无误服可致低血糖物质的情况。

2. 实验室检查

（1）多次测定空腹及发作时血糖，以确定低血糖的存在。低血糖标准：早产儿为<1.1mmol/L（20mg/dL）；<72h新生儿为<1.7mmol/L（30mg/dL）；其他任何年龄组为<2.2mmol/L（40mg/dL）。当血糖<2.8mmol/L（50mg/dL）时，应密切观察，警惕低血糖症状的出现并及时采取适当处理。

（2）胰岛素释放指数：同时测定空腹或发作时血糖及胰岛素水平，计算胰岛素与血糖的比值>0.3为异常。

（3）低血糖发作时应同时测定血乳酸、血酮体、游离脂肪酸、丙氨酸、生长激素、皮质醇及血气分析，并测定尿糖、尿酮体、尿氨基酸、尿果糖及半乳糖等项目。

（4）低血糖诱发试验：延长禁食时间和生酮饮食诱发试验。

（5）胰高血糖素刺激试验：剂量0.03mg/kg，最大1mg。同时测定血糖、胰岛素、必要时加测乳酸及生长激素。正常人血糖峰值比空腹对照升高1.4～4.2mmol/L。无反应者提示肝糖代谢紊乱。胰岛素峰值>80mU/L提示高胰岛素血症。

（6）葡萄糖耐量试验：各种低血糖症可有不同的耐量曲线表现。

（7）亮氨酸耐量试验：L-亮氨酸150mg/kg，同时测血糖与胰岛素。阳性者血糖较空腹时下降50%，胰岛素>40mU/L提示高胰岛素血症。

（8）果糖及半乳糖耐量试验及有关代谢酶的测定。

（9）有条件进行肝活检和有关糖代谢酶的测定。

（10）怀疑肿瘤者进行影像学等定位检查。

（11）胰岛素耐量试验：胰岛素0.05~0.1U/kg，同时测定血糖、生长激素和皮质醇，并分别收集试验前后各8h尿标本测定儿茶酚胺浓度，以了解胰岛素拮抗激素的反应性。

（三）临床治疗

儿童低血糖的临床治疗目的是预防惊厥，防止发生神经系统永久性损害，杜绝死亡。

（1）低血糖急性发作时，立即快速静脉输注葡萄糖溶液。新生儿：5%~10%葡萄糖，6~8mg/（kg·min），并注意防止医源性高血糖。婴儿：25%葡萄糖，2~4mL/kg，速度为每分钟1mL，症状控制后改为10%葡萄糖液继续输注。

（2）短期加用氢化可的松，每日5mg/kg，或泼尼松1~2mg/kg。必要时可应用胰高血糖素0.03mg/kg，最大量1mg。

（3）给予高蛋白、高糖饮食，少量多餐保证足够能量摄入。怀疑遗传性果糖不耐受症或半乳糖血症时，停用含果糖及半乳糖食品。可试用二氮嗪，每日10mg/kg，分3次口服，剂量可按临床效果调节。

（4）去因治疗，手术切除胰岛细胞瘤或增生的胰岛组织。

（5）已发生继发性癫痫者，给予抗癫痫药物治疗。

第二节　儿科内分泌疾病的超声诊断

一、儿科垂体疾病的超声诊断

在儿科医学领域，内分泌疾病的诊断一直是一个复杂而重要的课题。其中，垂体疾病作为内分泌系统的重要组成部分，其诊断的准确性和及时性对于患儿的生长发育和整体健康状态具有至关重要的影响。超声诊断作为一种非侵入性、无辐射的影像学技术，近年来在儿科垂体疾病的诊断中逐渐展现出其独特的优势。垂体位于大脑底部，是一个小而复杂的内分泌腺体，它分泌的多种激素对儿童的生长发育、代谢调节以及应激反应等方面都起着至关重要的作用。然而，由于垂体结构的复杂性和功能的多样性，垂体疾病的发生也相对较为常见，这些疾病包括垂体腺瘤、垂体功能减退等，它们会导致激素分泌异常，进而引起一系列临床症状，如生长发育迟缓、性早熟、视力障碍等。

（一）儿科垂体疾病的超声诊断方法

1．检查前准备

在进行儿科垂体疾病的超声诊断前，医生需要详细了解患儿的临床表现和病史，并进行必要的体格检查。同时，医生还需要向患儿家长解释超声检查的目的、方法和注意事项，以消除家长的疑虑和紧张情绪。在检查前，患儿需要保持安静、配合的状态，以便医生能够获取更为准确的图像信息。

2．检查过程

在儿科垂体疾病的超声诊断中，医生通常采用高频线阵探头进行检查。检查时，患儿需要仰卧位或侧卧位，医生将探头置于患儿的前额或颈部，通过调整探头的角度和位置，获取垂体的清晰图像。在检查过程中，医生需要仔细观察垂体的形态、大小、边界以及内部回声等情况，同时还需要注意周围结构的变化，如脑脊液、脑血管等。

3．图像分析

在获取垂体图像后，医生需要对图像进行仔细分析。首先，医生需要判断垂体的形态和大小是否正常，是否存在体积增大、形态不规则等异常情况；其次，医生需要观察垂体的内部回声是否均匀，是否存在异常回声区或低回声区等；再次，医生还需要注意垂体与周围结构的关系，如垂体柄是否偏移、脑脊液是否受压等；最后，医生需要结合患儿的临床表现和病史进行综合判断，以确定垂体疾病的类型和程度。

（二）儿科垂体疾病的超声诊断应用

1．垂体腺瘤的诊断

垂体腺瘤是儿科垂体疾病中较为常见的一种类型。通过超声诊断，医生可以清晰地观察到垂体腺瘤的形态、大小以及周围结构的变化。在超声图像中，垂体腺瘤通常表现为垂体体积增大、形态不规则、内部回声不均匀等特征，这些特征为临床诊断和治疗提供了重要的影像学依据。

2. 垂体功能减退的诊断

垂体功能减退是另一种常见的儿科垂体疾病。虽然超声诊断在垂体功能减退的直接诊断中作用有限，但通过观察垂体的形态和大小变化，可以为垂体功能减退的诊断提供间接的影像学依据。例如，在垂体功能减退的患儿中，垂体体积可能会缩小或形态不规则等。

二、儿科甲状腺疾病的超声诊断

在儿科医学的广阔领域中，内分泌疾病占据了不可忽视的地位。而甲状腺，作为内分泌系统的重要器官之一，其正常功能对于儿童的生长发育和代谢调节具有深远的影响。甲状腺疾病，包括甲状腺肿大、甲状腺结节、甲状腺功能亢进等，是儿科内分泌疾病中的常见类型，这些疾病由于甲状腺激素分泌异常，往往会导致儿童出现一系列的临床症状，如生长发育迟缓、代谢异常等。因此，对于儿科甲状腺疾病的准确诊断显得尤为重要。在多种诊断手段中，超声诊断以其独特的优势在甲状腺疾病的诊断中占据了一席之地。超声诊断，又称超声波检查，是通过高频声波在人体组织中的传播和反射来形成图像的一种检查方法。由于其无创、无辐射、操作简便等特点，超声诊断在儿科医学中得到了广泛的应用。特别是在甲状腺疾病的诊断中，超声诊断更是发挥了不可或缺的作用。

（1）超声诊断可以清晰地显示甲状腺的形态和大小。对于甲状腺肿大等疾病的诊断，超声可以直观地显示甲状腺的轮廓和体积，为医生提供直观的视觉信息。此外，超声还可以观察到甲状腺内部的结构和回声情况，从而判断甲状腺是否存在病变。

（2）超声诊断对于甲状腺结节的诊断具有重要意义。甲状腺结节是甲状腺疾病中常见的一种类型，其良恶性的判断对于患者的治疗和预后具有重要影响。通过超声诊断，医生可以观察到结节的大小、形态、边界、回声等特征，从而初步判断结节的性质。例如，良性结节往往边界清晰、形态规则、回声均匀；而恶性结节则可能表现为边界不清、形态不规则、回声不均等特征，这些超声特征为医生提供了重要的诊断依据，有助于临床对结节的良恶性进行初步判断。

（3）除了对结节的诊断外，超声诊断还可以用于评估甲状腺结节的功能。通过彩色多普勒超声技术，医生可以观察到结节内部的血流情况，从而判断结节的活性，这对于甲状腺功能亢进等疾病的诊断具有重要价值。因为甲状腺功能亢进时，甲状腺内的血流会明显增多，超声图像上会显示为丰富的血流信号。

（4）超声诊断还可以用于引导甲状腺疾病的穿刺活检。对于疑似恶性的甲状腺结节，医生可以在超声引导下进行穿刺活检，以获取结节的组织学标本进行病理检查，这种方法不仅提高了穿刺的准确性，还减少了患者的痛苦和并发症的发生。当然，超声诊断在儿科甲状腺疾病中的应用也存在一定的局限性。例如，对于小于1cm的微小结节，超声的分辨率可能不足以清晰显示其结构特征；对于钙化明显的结节，超声的回声可能受到干扰而影响诊断的准确性。此外，超声诊断对于某些特殊类型的甲状腺疾病（如桥本氏甲状腺炎）的诊断也可能存在困难。

三、儿科肾上腺疾病的超声诊断

在儿科医学的广阔领域中，肾上腺疾病的诊断与治疗占据着举足轻重的地位。肾上腺作为内分泌系统的重要腺体之一，其分泌的激素对儿童生长发育、代谢调节等生理过程具有至关重要的影响。当肾上腺发生疾病时，如肾上腺增生、肾上腺肿瘤等，这些病变不仅会影响激素的正常分泌，导致一系列临床症状的出现，而且可能对孩子的生长发育和整体健康产生深远的影响。因此，对儿科肾上腺疾病的准确诊断显得尤为重要。儿科肾上腺疾病是一组涉及肾上腺腺体功能异常的疾病，主要包括肾上腺增生、肾上腺肿瘤等，这些疾病的发生往往与遗传、环境等多种因素有关，其临床表现多样，包括但不限于生长发育异常、代谢紊乱、电解质紊乱等。由于儿童处于生长发育的关键时期，肾上腺疾病对其生长发育和整体健康的影响尤为严重，因此需要及时、准确的诊断和治疗。

（一）超声诊断在儿科肾上腺疾病中的优势与局限

超声诊断在儿科肾上腺疾病的诊断中具有明显的优势。首先，超声诊断是一种无创、无辐射的影像学检查方法，适用于各个年龄段的儿童患者；其次，超声诊断具有实时成像的特点，可以动态观察肾上腺及其周围结构的变化情况；最后，超声诊断操作简单、成本较低，适合在基层医院广泛推广应用。

然而，超声诊断在儿科肾上腺疾病的诊断中也存在一定的局限性。首先，超声诊断对操作者的技能和经验要求较高，需要操作者具备丰富的临床经验和操作技巧；其次，超声诊断的分辨率受到一定限制，对于体积较小或位置较深的肾上腺病变可能难以准确诊断；最后，超声诊断对部分特殊类型的肾上腺疾病（如肾上腺髓质增生等）的诊断效果可能不佳。

（二）超声诊断在儿科肾上腺疾病中的应用

随着医学影像技术的不断进步，超声诊断已成为儿科肾上腺疾病诊断中不可或缺的重要手段。超声诊断以其无创、无辐射、操作简便、实时成像等优势，在儿科肾上腺疾病的诊断中发挥着越来越重要的作用。

（1）肾上腺形态与大小的观察。通过超声诊断，医生可以清晰地观察到肾上腺的形态和大小。在正常情况下，肾上腺位于肾脏的上方，呈现为"Y"形或"V"形结构。然而，在肾上腺增生或肿瘤的情况下，肾上腺的体积会明显增大，形态也会发生改变。超声诊断可以准确地测量肾上腺的大小，并与正常生理状态进行比较，从而为肾上腺疾病的诊断提供重要的影像学依据。

（2）肾上腺内部结构与回声的观察。超声诊断不仅可以观察肾上腺的形态和大小，还可以观察其内部结构和回声情况。在肾上腺肿瘤的诊断中，超声可以显示肿瘤的大小、形态、边界以及回声等特征，这些特征对于判断肿瘤的良恶性、起源等具有重要意义。例如，恶性肿瘤往往具有不规则的形态、模糊的边界和低回声等特征，而良性肿瘤则相对规则、边界清晰、回声较高。通过超声诊断对肾上腺内部结构和回声的观察，医生可以初步判断肿瘤的性质和起源，为临床诊断和治疗提供有力支持。

（3）肾上腺周围结构的观察。超声诊断还可以观察肾上腺周围结构的变化。在肾上腺疾病的情况下，周围结构如肾脏、血管等可能会受到压迫或移位。通过超声诊断对肾上腺周围结构的观察，医生可以了解病变对周围组织的影响程度，为临床治疗提供重要的参考信息。

四、儿科性腺疾病的超声诊断

"由于儿童的发育是一个连续的过程，疾病造成的性腺损害程度也是一个连续的谱系，从完全不发育到基本接近正常。"[①]在儿科医学领域，内分泌疾病的诊断对于患儿的生长发育和整体健康状态具有深远的影响。其中，性腺作为内分泌系统的重要器官之一，其分泌的性激素对儿童的性发育和生殖功能具有决定

---

① 巩纯秀，秦淼，武翔靓，等．儿科内分泌医生对性发育异常患儿的评估和管理［J］．中国循证儿科杂志，2014，9（2）：141.

性的作用。因此，当性腺出现疾病时，如性腺发育不良、性腺肿瘤等，这些疾病不仅会影响性激素的正常分泌，还会引发一系列的临床症状，如性发育迟缓、性早熟等。针对这些疾病，超声诊断作为一种非侵入性、无辐射的影像学技术，在儿科性腺疾病的诊断中发挥着重要的作用。性腺作为内分泌系统的重要组成部分，其在儿童性发育过程中扮演着关键角色。性腺疾病的发生会导致性激素分泌异常，进而引发一系列的临床表现。常见的儿科性腺疾病包括性腺发育不良、性腺肿瘤等。其中，性腺发育不良是指由于先天性因素或后天疾病导致性腺无法正常发育或发育不全，从而影响性激素的分泌和性器官的发育。而性腺肿瘤则是指在性腺内生长的异常细胞团块，它们会干扰正常的激素分泌和性腺功能。

（1）性腺发育不良的诊断。在性腺发育不良的诊断中，超声诊断技术具有独特的优势。通过超声图像的观察，医生可以清晰地看到性腺的体积缩小、结构不清等特征，这些特征为临床诊断和治疗提供了重要的影像学依据。同时，超声诊断还可以帮助医生判断性腺发育不良的原因，如先天性因素或后天疾病等，从而为治疗方案的制定提供有力支持。

（2）性腺肿瘤的诊断。在性腺肿瘤的诊断中，超声诊断技术同样发挥着重要的作用。通过超声图像的观察，医生可以判断性腺肿瘤的大小、形态以及边界情况。同时，超声诊断还可以帮助医生判断肿瘤的性质，如囊性或实性、良性或恶性等，这些信息对于治疗方案的制定和手术方案的规划具有重要的参考价值。

第八章

儿科神经系统疾病与超声诊断学

第一节　儿科神经系统常见疾病的诊疗

一、脑性瘫痪的诊疗

脑性瘫痪（以下简称脑瘫）"指的是出生前到生后1个月以内各种原因所致的非进行性脑损伤，主要表现为中枢性运动障碍，有时可伴有智力低下、癫痫、行为异常或感知觉障碍"[①]。

（一）脑性瘫痪的临床表现

1. 脑性瘫痪的运动系统症状

脑性瘫痪属于中枢性运动障碍，其临床表现具有多样性，但通常包括以下特征：

（1）运动发育迟缓：脑性瘫痪患儿在抬头、独坐、翻身、爬行、站立和行走等方面的发育年龄均晚于正常儿童，严重者甚至永远无法达到正常水平。部分患儿手部运动也存在较正常儿童明显的发育滞后，主动运动减少。

（2）肌张力异常：大多数脑性瘫痪患儿表现出肌张力增高的症状，虽然婴儿期肌张力增高可能不太明显，但随着年龄增长逐渐显现。

（3）姿势异常：由于肌张力异常及原始反射延缓消失，脑瘫患儿在静止或运动时均表现有各种异常姿势。

（4）反射异常：痉挛型脑瘫患儿均表现为腱反射活跃或亢进，原始反射（Moro反射、握持反射、不对称颈紧张反射等）延缓消失，保护性反射延缓出现。

2. 脑性瘫痪的临床类型特点

由于脑病变部位不同，脑瘫的临床类型特点如下：

（1）痉挛型：此型最常见，病变主要波及锥体束系统，肌张力呈折刀式增高。上肢常表现为屈肌张力增高，手呈握拳状，大腿内收肌张力增高，下肢外展

---

① 王艳.实用儿科疾病诊疗技术［M］.长春：吉林科学技术出版社，2017：265.

困难。直立位时两下肢交叉呈剪刀状，脚尖着地，跟腱挛缩，俯卧位时抬头困难，膝髋关节呈屈曲位，臀部高抬，坐位对两膝关节很难伸直，膝反射亢进，踝阵挛往往阳性，巴氏征阳性。

根据受累肢体部位的不同，又可分为：①四肢瘫：四肢均受累，上下肢严重程度相同。②双瘫：也是四肢受累，但下肢重，上肢轻。③偏瘫：一侧上下肢受累。④截瘫：上肢正常，仅下肢受累，此型很少见。⑤三肢瘫：3个肢体受累，此型极少见到。⑥单瘫：单个上肢或下肢受累，此型也极少见。

（2）手足徐动型：该类型主要涉及锥体外系统的病变，其特征包括不自主运动的增加。在进行有意识的运动时，患者的动作呈现出不自主、不协调和无效的特点，这种现象在紧张时尤为显著，在安静时不自主运动减少，并在入睡后消失。由于颜面肌肉、舌肌以及发音器官肌肉也受到影响，因此在言语表达时，患者面部异常动作增加，发音不清晰，音调和速度不协调。本型脑瘫患儿在1岁以内往往表现为肌张力低下，平时很少活动，仰卧位时下肢呈屈曲、髋外展、踝背屈的姿势。随着年龄增大，肌张力增高，呈齿轮状或铅管状肌张力增高。单纯手足徐动型脑瘫腱反射不亢进。

（3）共济失调型：此型很少见到，主要表现为小脑症状，步态不稳，行走时两足间距离加宽，四肢动作不协调，上肢常有意向震颤，肌张力不增高。

（4）肌张力低下型：肌张力低下，仰卧位时四肢呈外展外旋位，状似一只仰翻的青蛙，俯卧位时头不能抬起，腱反射不减弱，此点是与肌肉病所致肌弛缓的鉴别要点。肌张力低下型常为某些婴儿脑瘫的暂时表现，以后大多转变为痉挛型或手足徐动型。

（5）混合型：两种（或更多）类型同时存在于一个患儿身上称为混合型，经常是痉挛型和手足徐动型同时存在。

（二）脑性瘫痪的诊断要点

（1）脑瘫的主要症状为运动发育落后及各种运动障碍，这些症状在婴儿期就已出现。如婴儿时期运动发育正常，以后出现的运动障碍不应诊断脑瘫。

（2）脑瘫的病因为非进行性，而各种代谢性疾病或变性疾病所引起的中枢性疾病呈进行性加重，不诊断为脑性瘫痪。

（3）脑瘫为中枢性瘫痪，腱反射不减弱更不会消失。凡病变部位在脊髓前角或脑干运动神经元及其周围神经所致的非中枢性瘫痪均不应诊断为脑性瘫痪。

肌肉、骨骼及结缔组织疾病所致的运动障碍也不属脑瘫。

（4）正常小儿暂时性运动发育落后不应诊断为脑瘫。

（5）诊断脑瘫主要靠病史及体格检查。CT、MRI、脑电图检查结果不能作为诊断脑瘫的依据，但对探讨脑瘫的病因可能有所帮助。肌电图检查可作为诊断肌肉疾病的参考依据。

（6）母亲妊娠期、围生期、分娩时及小儿生后1个月内许多异常情况都有可能造成脑瘫，但并非一旦出现这些情况，将来一定发展为脑瘫。

（三）脑性瘫痪的治疗方式

针对脑性瘫痪患儿，一旦确诊，应尽早进行干预，以促进正常的运动发育并抑制异常的运动和姿势。综合治疗至关重要，除了针对运动障碍进行治疗外，还应该对患儿可能合并的语言障碍、智力低下、癫痫、行为异常以及感知觉障碍等问题进行干预。脑瘫的康复是一个长期的过程，短期的住院治疗不能取得良好的效果，许多康复训练内容需在家庭或社区内完成，治疗方式大致包括以下方面：一是功能训练：包括躯体训练、技能训练及其他功能训练；二是矫形器的应用：有些患儿需用支具或一些辅助器矫正异常姿势及运动；三是手术治疗：某些痉挛型脑瘫患儿可通过手术矫正畸形，改善肌张力；四是物理疗法：包括水疗及各种电疗；五是药物治疗：目前尚无一种治疗脑瘫的特效药物，有时可试用一些缓解肌肉张力增高及改善不自主多动的药物；六是传统医学方法：可应用针刺、按摩、推拿等疗法改善运动状况。

二、新生儿臂丛神经损伤的诊疗

新生儿臂丛神经损伤通常发生于分娩过程中，其根本原因是臂丛神经根干部遭受牵拉或压迫，导致上肢出现完全性或部分性瘫痪。此病症多发生于难产或巨大儿的情况下。

（一）新生儿臂丛神经损伤的临床表现

根据损伤机制及范围，新生儿臂丛神经损伤可分为上干型、下干型和全臂丛型3类。①上干型：患肢下垂，肩关节内收、内旋，不能外展，耸肩活动消失；肘关节伸直，不能屈曲；前臂旋前，腕关节及手指活动尚好。②下干型：肩、肘关节活动尚好。手指屈伸活动消失，拇指不能对掌，手骨间肌极大、小鱼际萎缩。如合并有Hornner综合征，即属根性损伤。③全臂丛型：整个患肢完全性迟缓性瘫痪，有感觉障碍。有时常可合并锁骨骨折、肱骨骨折。

（二）新生儿臂丛神经损伤的诊断要点

（1）X线摄片：胸片及肩关节片，排除锁骨干骨折。

（2）肌电图及神经传导速度测定：有助于确定神经损伤的范围，以判断是完全性或部分性。

（3）有条件者，可进一步做体感诱发电位（SEP）、感觉神经动作电位（SNAP）测定。SNAP存在，SEP消失，提示为根性损伤。

（三）新生儿臂丛神经损伤的治疗方式

1. 新生儿臂丛神经损伤的保守治疗

新生儿臂丛神经损伤的保守治疗适用于3～8个月内的患儿，包括体位固定和药物治疗。体位固定方法包括：①上干型：患肢应放置于外展、外旋位置。可使用绷带绑扎腕部，然后将患肢举过头部至颈部后方，将绷带的两端系在健侧肩部，前端和后端固定于腋下。当健侧肩部活动时，可以牵引患侧肩部进行外展和外旋活动。②下干型：将患肢肘部屈曲，使用颈腕带将其悬挂在胸前固定即可。③全臂丛型：可采用上肢型或下肢型的固定方法。药物治疗方面，可口服维生素$B_1$10mg，每日3次；口服地巴唑和宝力康等药物。

2. 新生儿臂丛神经损伤的手术治疗

（1）凡经3个月保守治疗，肩、肘或腕、指关节功能无任何恢复者；或功能虽有部分恢复，但停滞不前3个月以上者，可考虑采取手术治疗。而对根性损害者，争取在3个月内尽早手术。

（2）根据神经损伤范围、程度、性质及术者的经验、条件，选择单纯神经松解术、神经瘤切除术、神经吻合或移植术、神经移位术。可供移位的神经有膈神经、副神经和肋间神经。

（3）后期治疗：失去神经恢复机会，年龄在5岁左右者，以矫正肌力平衡，消除畸形，恢复部分功能为原则，选择肌移位术、软组织松解术、截骨或关节固定术。

三、进行性脊髓性肌萎缩的诊疗

进行性脊髓性肌萎缩是一种遗传性下运动神经元疾病，其特征为进行性、对称性的近端主导的松弛性瘫痪和肌肉萎缩。该疾病的预后多数情况下是不良的。

（一）进行性脊髓性肌萎缩的临床表现

（1）婴儿型脊髓性肌萎缩（Werdnig-Hoffman病）：起病早，对称性肌无力。近端肌肉受累严重患儿自主运动减少，肌肉松弛，张力极度低下，肌肉萎缩。随着病程进展可影响肋间肌和延髓支配的肌肉引起呼吸和吞咽困难。

（2）少年型脊髓性肌萎缩：起病常在2～17岁，开始为步态异常，下肢近端肌肉无力，病情缓慢进展，逐渐累及下肢远端和上肢，可存活至成人期。

（3）中间型脊髓性肌萎缩：起病在生后3～15个月，开始为近端肌无力，继而波及上肢，进展缓慢，可存活至青春期。

（二）进行性脊髓性肌萎缩的诊断要点

（1）病程在婴儿型、少年型及中间型均呈进行性加重。

（2）肌酸激酶（CK）婴儿型大多正常，少数轻度增高。少年型可有轻度或中度升高。

（3）肌电图呈神经源性损害，运动神经传导速度正常。

（4）肌肉组织病理检查示横纹肌纤维萎缩。

（三）进行性脊髓性肌萎缩的治疗方式

进行性脊髓性肌萎缩目前无特效病因治疗。仅能对症治疗，功能锻炼，防止畸形。本病易合并肺部感染，可采取措施积极预防和控制肺部感染。由于进行性脊髓性肌萎缩可能导致呼吸肌肉的受累，增加了患儿发生肺部感染的风险。积极预防和控制肺部感染包括定期进行呼吸道康复训练、使用呼吸机辅助通气等措施，以保持呼吸道通畅和预防感染的发生。

四、进行性肌营养不良的诊疗

进行性肌营养不良"是儿童时期常见的肌营养不良疾病"[1]，其主要病理变化是横纹肌变性。假肥大型肌营养不良是由于编码蛋白质dystrophin的基因突变所致。临床表现为进行性肌力减退，无感觉障碍。

（一）进行性肌营养不良的临床表现

进行性肌营养不良的临床表现主要有以下类型：

---

① 杨书婷.进行性肌营养不良的最新诊疗与评估进展［J］.国际儿科学杂志，2020，47（2）：87.

（1）假肥大型：①有家族史，为X连锁遗传，故患者以男孩为主。②幼儿时即起病，学步较晚，行走缓慢、不稳、腰肌、臀肌及下肢进行性无力，呈"鸭步。③从平卧、坐位起立困难，需先用手撑地，改为蹲位，再以两手扶膝以支撑躯干，如此两手交替沿大腿上升，直至勉强起立（称GoWer征）。④肌肉萎缩，但部分肌肉因脂肪浸润而外表似肥大，按之坚硬，称假性肥大。假性肥大以腓肠肌最为多见，与其他部位萎缩呈明显对照，病情进展可发生肌腱挛缩。⑤可伴有心肌病变。

（2）面肩肱型：学龄期起病；常染色体显性遗传；患儿面无表情，即所谓肌病面容；垂肩，不能举手过头。

（3）肢带型：常染色体隐性遗传，从骨盆部肌肉或肩胛带肌肉受累开始，儿童或青春期起病。

（二）进行性肌营养不良的诊断要点

（1）典型的进行性肌力减退病史。

（2）酶测定：早期血清醛缩酶、肌酸激酶、转氨酶等肌酶增高。以假肥大型者较明显，但肌肉极度萎缩时可不增高。

（3）血肌酸略高，尿肌酸增高，肌酐减少。

（4）受累肌肉作活体组织检查，肌纤维粗细不等，横纹消失，有空泡形成。肌纤维见结缔组织增生及脂肪沉积，尤以假肥大型者最为明显。

（5）肌电图检查：显示肌源性损害。

（三）进行性肌营养不良的治疗方式

进行性肌营养不良尚未有特定的治疗方式，然而在治疗过程中可以采取一些措施来缓解症状、延缓疾病进展。首先，积极参与适当的活动对于维持肌肉功能至关重要。虽然患儿可能会感到疲劳和虚弱，但适度的运动有助于防止肌肉的失用性萎缩，保持肌肉的柔韧性和力量。其次，在治疗过程中，维持良好的营养状态也很重要。患儿需要摄取足够的营养物质，包括蛋白质、碳水化合物、脂肪、维生素和矿物质，以支持身体的正常功能和维持健康的免疫系统。最后，避免或减少感染的发生也是治疗过程中不可忽视的一部分。因为感染不仅会加重患者的症状，还可能导致疾病的恶化和并发症的发生。因此，保持良好的个人卫生，避免接触有传染性的疾病，以及定期接种疫苗都是非常重要的预防措施。

五、重症肌无力的诊疗

重症肌无力是神经肌肉接头处免疫性传导功能障碍的慢性疾病，表现为横纹肌异常地易于疲劳，经休息后或给予抗胆碱酯酶药物后能恢复。小部分患儿可伴胸腺肥大。

（一）重症肌无力的临床表现

（1）儿童重症肌无力：常在学龄期起病，感染、预防接种、情绪激动及疲劳可能为诱发因素，或使病情加剧。少数在幼儿期即发病，常先累及眼外肌，上眼睑下垂，眼球运动障碍，伴有复视，晨轻暮重，休息后好转。病情可缓慢进展以至累及面肌、咀嚼肌、咽肌等，也可累及四肢及躯干、呼吸肌，甚至迅速发生呼吸困难。

（2）新生儿重症肌无力：①母亲患此症者，其新生儿可有暂时性或一过性重症肌无力，上眼睑下垂、哭声低微、吸吮无力，甚至呼吸困难，持续几小时至数周，症状多于1个月后消失。②先天性重症肌无力者自新生儿起即出现上眼睑下垂、眼球活动障碍等症状，重者累及其他肌肉。

（二）重症肌无力的诊断要点

（1）典型的病史。患儿常常会描述出现进行性的肌无力症状，如眼睑下垂、双眼复视、吞咽困难、肢体乏力等。这些症状通常在白天活动后加重，而在休息后有所缓解。此外，患儿可能会提及药物治疗后症状有所改善，如抗胆碱酯酶药物。详细询问病史，包括症状的起始时间、加重因素、家族史等，以帮助确认诊断。对于具有典型病史的患儿，要进一步进行临床检查和实验室检查，以确诊重症肌无力。

（2）诊断性试验。用依酚氯铵（腾喜龙）1mg静注（或2mg肌注，12岁以上者可用5mg肌注），即刻可见肌力显著增强，但此药作用时间极短暂，故有时观察不便。婴幼儿多用新斯的明，每岁0.05mg肌注，约30min左右可见效，作用时间较长。注射后若出现面色苍白、多汗、流涎、瞳孔缩小、腹痛等不良反应时，可肌注阿托品解除。

（三）重症肌无力的治疗方式

（1）抗胆碱酯酶药：剂量以能控制症状而不产生严重不良反应为度，疗程也随病人而不同。①新斯的明：婴儿每次1～5mg，口服；儿童每次5～10mg，每日2～3次。②溴化吡啶斯的明：作用较久，不良反应较少。婴幼儿开始每次10～20mg，儿童开始每次15～30mg，每日2～3次，以后可根据病情需要增减。

（2）免疫抑制剂治疗：在抗胆碱酯酶药无效或症状较为严重的情况下，可考虑应用ACTH或泼尼松进行治疗，或与抗胆碱酯酶药联合使用。泼尼松的使用宜从小剂量开始，逐渐增加至能够缓解症状并维持治疗的有效剂量，同时需要注意治疗初期可能出现症状加重的情况。在必要时，也可考虑联合应用环磷酰胺或硫唑嘌呤，此时可适当减少激素的用量。

（3）其他药物：麻黄素、氯化钾、钙剂等能增加新斯的明药效，可选择联合应用。

（4）手术或放射治疗：胸腺瘤或胸腺增生者可考虑手术或放射治疗。

（5）危象处理：依酚氯铵作用快，药效消失也快，故在区别肌无力危象与药物过量的胆碱能危象有困难时也可应用，但应有辅助呼吸准备。如症状加重则为胆碱能危象，需立即注射阿托品。如为肌无力危象，可用新斯的明注射，配合麻黄素、氯化钾应用。

（6）禁忌药物：突触受体竞争剂、肌膜抑制及呼吸抑制剂均应避免，如新霉素、卡那霉素、庆大霉素、链霉素、奎宁、奎尼丁、异丙嗪、巴比妥、地西泮等。

六、癫痫持续状态的诊疗

癫痫持续状态指的是一次癫痫发作持续30min以上，或连续多次发作，发作间隙意识不恢复者。若不及时治疗，可因器官功能衰竭而死亡，或造成持久性脑损害后遗症，因而癫痫持续状态亦是癫痫的首发症状。

（一）癫痫持续状态的临床表现

1. 新生儿癫痫持续状态

新生儿期癫痫持续状态较常见，其临床多不典型，常表现为"轻微"抽动、呼吸暂停、肢体强直。发作形式易变，不定型，常常从某一肢体抽动转到另一肢体抽动，很少有典型的强直阵挛发作或整个半身的抽搐发作。病因多样，如颅内出血、脑缺血缺氧性脑病、脑膜炎、代谢紊乱（低血钙、低血镁、低糖等）。新生儿癫痫持续状态预后较差，死亡及后遗症均较高。

2. 强直–阵挛性癫痫持续状态

强直–阵挛性癫痫持续状态又称大发作持续状态。强直–阵挛性发作连续反复出现，间歇期意识不恢复。开始时与一般强直–阵挛发作相似，以后症状加重，发作时间延长，间隔缩短，昏迷加重。出现严重自主神经症状，如发热、心动过速或心律失常、呼吸加快或呼吸不整。血压开始时升高，后期则血压下降，腺体分泌增加，唾液增多，气管、支气管分泌物堵塞，以致上呼吸道梗阻，出现发绀。此外，常有瞳孔散大，对光反射消失，角膜反射消失，并出现病理反射。

这种发作类型可以从开始就表现为全身性强直–阵挛发作，也可能由局限性发作扩展而来。患儿意识障碍程度与强直–阵挛发作所致脑缺氧、脑水肿有关，每次发作又可引起大脑缺氧、充血、水肿，多次反复发作后，则造成严重脑缺氧和脑水肿，而脑缺氧和脑水肿又可产生全身性强直–阵挛发作，形成恶性循环。发作可持续数小时至数日。发作可以突然停止；或逐渐加长间隔，发作减轻，然后缓解。强直阵挛发作持续状态的病死率约为20%，死因为呼吸循环衰竭、肺部感染、脑水肿或超高热等。

3. 半侧性癫痫持续状态

半侧性癫痫持续状态表现为半侧肢体抽搐，这种类型的癫痫持续状态主要发生在儿童中，特别是新生儿和婴儿。虽然症状表现为半侧性发作，但其定位意义不明显，可能由于代谢紊乱（如低血钙、低血镁、低血糖等）或缺氧所致，有时也会呈现为左右交替性发作。

发作开始时双眼共同偏视，然后一侧眼睑和面肌抽搐，继而同侧上肢和下肢呈阵挛性抽动，发作持续时间长短不等，平均1h左右，间歇期数秒至10min，有时更长些。

在发作间歇期常有神经系统异常体征，惊厥一侧的肢体可有偏瘫和病理反射。偏瘫程度轻重不等，常为暂时性瘫痪，称为"Todd瘫痪"。若有脑器质性病变时，可出现永久性偏瘫。如发作由局部开始（如面部或手指），然后扩展至整个半身者，其脑电图常在颞部、中央区或顶枕部有局限性异常。也有发作一开始就出现整个半身的阵挛性抽动；或表现为左右两侧交替发作，又称为"半身性大发作"。其脑电图常表现为弥散性两侧同步性异常。这种发作是小儿癫痫的特殊类型，发作持续时间长，常表现为癫痫持续状态。

4．失神癫痫持续状态

失神癫痫持续状态多见于10岁以内原有癫痫的小儿。失神发作频频出现，呈持续性意识障碍，但意识并未完全丧失。发作持续时间长短不一，由数小时、数日甚至数月不等。半数病例在数小时内缓解。因意识障碍程度不同可分为以下类型：

（1）轻度意识障碍：思维反应变慢，表达迟钝，不易被发觉，但年长患儿自己可感觉到。

（2）嗜睡：约7%患儿表现闭目，眼球上转，精神运动反应少，嗜睡。用力呼唤时，患儿可勉强回答，或用简单手势或单个字回答。不能自己进食，不能控制排尿，勉强行走时表现为步态蹒跚和行走困难。

（3）显著意识混浊：患儿不说话或语音单调，少动，定向力丧失。患儿的感觉、思维、记忆、注意、认识、运用等高级神经活动都有障碍，有时误认为中毒性脑病或中枢神经变性病。

（4）昏睡：表现为癫痫木僵状态、昏睡、闭目不动，仅对强烈刺激有反应，不能进食，膀胱括约肌失禁。有时可出现上肢不规则肌阵挛。

失神发作持续状态时，意识障碍程度时轻时重，发作可以自然缓解，或需用药后才能停止，有时可以进展为继发性全身性强直阵挛发作。

5．精神运动性癫痫持续状态

精神运动性癫痫持续状态又称颞叶癫痫持续状态，可表现为长时间持续性的自动症及精神错乱状态。有时与失神癫痫持续状态很相似，需要依靠病史和脑电图特点来鉴别。失神癫痫的脑电图异常放电从开始就表现为双侧发作性放电。而精神运动性癫痫的脑电图先由一侧颞叶开始，然后向对侧扩散，成为继发性双侧放电。

6．局限性运动性癫痫持续状态

局限性运动性癫痫持续状态发作时抽动常见于面部，如眼睑、口角抽搐；也可见于拇指、其他手指、前臂或下肢。抽动持续数小时、数日、数周或数月。发作时意识不丧失，发作后一般不伴麻痹，又称为"持续性部分性癫痫"。多由于大脑皮层中央的局限性病灶所引起。常是病毒性脑炎、生化代谢异常引起的脑病所致，由肿瘤所引起者较少见。也有些患儿局限性运动性癫痫泛化，继发成全身性强直阵挛发作持续状态。

（二）癫痫持续状态的诊断检查

1. 癫痫持续状态的鉴别诊断

不同年龄患儿中引起癫痫持续状态的原发病不同，持续状态的发作类型也与年龄有关。故癫痫持续状态的病因诊断，应先考虑年龄因素。癫痫持续状态如伴高热多为急性感染所致，此时首先应慎重排除颅内感染。典型病例诊断多无困难，但6个月以下婴儿，可无脑膜刺激征，应及时行脑脊液检查明确诊断。18个月以下的患儿，高热惊厥呈持续状态，或惊厥前发热已持续2~3天者，须认真排除颅内感染的可能。对无热性惊厥持续状态的患儿，则应详细询问患儿出生史、智力、体格发育状况、既往有无类似发作、有无误服毒物及药物史，有无脑外伤，突然停用抗癫痫药物史等。了解发作为全身性或局限性，痉挛性或强直性，有无意识丧失等，有助于明确癫痫持续状态的发作类型。如患儿发作前后均无神经系统阳性体征，则考虑原发性癫痫持续状态或因代谢异常所致。伴有其他特殊体征时，常可作为鉴别诊断的重要线索，如特殊面容、头颅、皮肤、骨关节、眼及眼底异常、多发性畸形等，常提示先天性或遗传代谢性疾病。对癫痫持续状态患儿应注意检查生命体征及瞳孔改变，以便及时给予紧急处理。

2. 癫痫持续状态的辅助检查

根据癫痫持续状态的病情可进行必要的化验及辅助检查以协助诊断。

（1）血液检查：包括血常规，血中钙、磷、钠、氯含量，血糖，二氧化碳结合力、血气分析以及肝、肾功能，凝血酶原时间、血培养、抗癫痫药物血浓度测定等。

（2）尿便检查：应进行尿、便常规，尿糖、酮体、三氯化铁、尿胆红素、尿胆原及尿氨基酸筛查等。

（3）脑脊液检查：一般包括脑脊液常规、生化检查及细菌培养等。如有颅压增高征象时，应在紧急降颅压后再行腰穿，以防形成脑疝。如疑有颅内肿物则切忌腰穿。

（4）头颅X线检查：若发现颅骨骨折，通常有助于外伤性癫痫的诊断。脑回压迹增多和加深是慢性颅压增高的表现；然而，由于正常变异范围较广，因此需要综合临床表现进行全面分析。X线检查对于局限性颅骨缺损的诊断也具有一定价值。然而，对于脑肿瘤和宫内感染等情况，头颅X线检查所示的病理性钙化影与CT扫描相比阳性率较低。

（5）硬膜下穿刺：前囟未闭的小儿，当疑有硬膜下积液、积脓或血肿时，经颅骨透光检查证实后，可进行硬膜下穿刺明确诊断。

（6）脑电图检查：常规脑电图检查有助于对癫痫的诊断。癫痫异常波形如棘波、尖波、棘慢波、高幅阵发慢波等的出现，可排除非癫痫性发作疾病，并可根据波形区分发作类型，以选择相应抗癫痫药物进行治疗，还可结合临床判断预后，有助于对颅内肿瘤、脓肿、瘢痕形成等颅内病灶的定位，但对定性诊断无意义。如经多次脑电图检查，并附加各种诱发试验，80%～90%患儿的脑电图常有异常表现。由于记录时间长，易发现异常放电，可提高癫痫的诊断率。对非惊厥性癫痫持续状态（如失神癫痫持续状态）及复杂部分性癫痫持续状态（精神运动癫痫持续状态），应用脑电图连续观察十分重要，常有助于诊断与治疗。脑电图正常并不能排除脑病变的可能，脑电图异常程度与病情严重性也不完全一致。

（7）脑超声波检查：脑超声波检查是诊断婴幼儿脑部病变安全、简便、易行的诊断技术。可用于诊断脑室扩大、脑内出血、脑肿瘤等脑实质性病变。适用于天幕上占位病变的诊断，可根据中线波移位的情况，判断病变所在部位。

（8）CT扫描：对幕上肿瘤、脑室系统扩张、脑萎缩及脑结构改变诊断率最高；对颅内出血、脑脓肿、颅内钙化等也有诊断价值。

（9）磁共振成像（MRI）：由于磁共振成像能够提供解剖和组织化学方面的独特诊断信息，并且具有安全性，近年来在临床应用方面取得了显著进展。其优点在于无需进行静脉或鞘内注射造影剂，且能够在不涉及离子性辐射的情况下区分中枢神经系统的对比差异。特别是，磁共振成像能够显示颅后窝肿瘤及其血管性质。由于对软组织的对比度和血流的差异很敏感，常应用于CT难以辨别的脑水肿和血块的诊断；尚能显示婴儿发育过程中脑部髓鞘的形成。总而言之，MRI对小儿中枢神经系统病变很敏感，能早期检出微小病变，为非侵入性检查手段，无辐射危害。凡患儿以惊厥为主要症状，临床疑有颅内病变，CT检查正常者，以及为了证实脑发育异常、脱髓鞘脑病、脑血管病等为癫痫持续状态的病因时，均可进行MRI检查。

（10）其他：包括染色体核型分析、智商测定及遗传代谢病特殊酶活性的测定等。

（三）癫痫持续状态的治疗重点

（1）治疗原则。①尽快控制癫痫发作，选择作用快、疗效好的抗癫痫药物，并采用静脉途径足量给药。②维持脑及呼吸循环功能，保证氧的充分供应，避免发生缺氧缺血性脑损伤。③预防及控制并发症。应特别注意避免过高热、低血糖、酸中毒、水和电解质代谢紊乱及脑水肿。并应维持药物的有效血浓度。④发作停止后，应立即开始长期抗癫痫药物治疗，防止惊厥反复。⑤尽快明确病因，及时进行病因治疗。

（2）一般治疗。确保患儿呼吸道通畅，及时清除鼻咽腔的分泌物。患儿头部应转向一侧，以防误吸与窒息。常规给氧，并注意退热，积极控制感染，纠正水和电解质代谢紊乱等。保持安静，禁止一切不必要刺激。

（3）维持生命功能，预防并发症。对于癫痫持续状态的小儿要采取严密的监护措施，要保持呼吸道通畅，维持正常呼吸、循环、血压、体温，并避免发生缺氧缺血性脑损伤。由于患儿多处于昏迷状态，故应静脉输液以维持水电解质平衡，供给足够的热量。开始时输液量限制在每天1000～1200mmol/L体表面积。监测出入量，发热时，要进行物理降温、擦浴，或用亚冬眠疗法。还要注意避免低血糖所引起的不良后果。可静脉注入葡萄糖，使血糖维持在8.4mmol/L左右。在癫痫持续状态时常发生脑水肿继发性颅内压增高，可应用地塞米松抗炎及甘露醇脱水等药。

（4）寻找病因，进行病因治疗。原来已有癫痫的患儿，发生癫痫持续状态最常见的原因是突然停用抗癫痫药物，也可能由于感染、中毒、严重应激反应、睡眠不足等诱因引起，应找出原因给予对症治疗。对于原来没有癫痫病史的患儿，应根据病史、体检及实验室检查寻找原因。也有部分癫痫患儿，第一次发作的形式就是癫痫持续状态。

（5）长期应用抗惊厥药。对于所有癫痫持续状态的患儿，不论原来是否有癫痫史，在本次发作控制以后，都应使用抗癫痫药，在原发病（如感染、高热）尚未完全控制之前，用量宜稍大，数日后改用维持量，以避免在近期内癫痫复发。

七、狭颅症与小头畸形的诊疗

狭颅症是一组涉及多种疾病的术语，其特征在于一条或多条颅骨缝线的过早闭合。根据闭合的具体位置不同，狭颅症可细分为不同类型。原发性狭颅症指的是在出生时即存在的情况，其特点是一条或多条颅骨缝线过早融合，这导致头颅形态畸形，并可能限制脑部生长。而继发性狭颅症则是由于脑部发育不良或脑萎缩导致颅骨无法正常生长，多条颅骨缝线闭合。尽管头颅外形呈现出与正常儿童相似的匀称性，但其形状较为狭小。当头围低于正常同龄儿平均头围的2～3个百分点时，称之为小头畸形。

（一）狭颅症与小头畸形的病因病理

很多因素可引起狭颅症：遗传，染色体异常，母亲怀孕时受药物及射线影响，怀孕期间母亲代谢及内分泌紊乱如低血糖、甲状腺功能低下、垂体功能低下等。有报道怀孕期母亲摄入丙戊酸钠可引起胎儿额缝早闭，形成三角头畸形。另外，胎儿或新生儿期间中枢感染、颅内出血、颅脑损伤、缺血缺氧性脑病以及严重营养不良还可能引起脑发育不良，导致小头畸形。

正常头颅骨的生长，是由于脑组织的生长，将颅骨缝撑开，使头颅骨扩大。婴幼儿期，脑组织处于快速生长期，颅脑不断地生长扩大，使得骨缝不断地被撑开、再愈合，头颅骨因而逐渐扩大。若当一条骨缝先天性闭合时，而其余骨缝随脑组织生长不断扩大，此条骨缝未能生长，导致头颅骨不均匀扩大，从而产生头颅畸形。不同部位颅缝闭合产生不同形状的畸形。小头畸形是由于颅脑发育缓慢，不能够在短期内对整个颅缝造成足够的撑开力，使颅骨缝逐渐趋于失用性闭合。

（二）狭颅症与小头畸形的临床表现

原发性狭颅症可能伴随颅内压增高，偶尔会对智力产生一定影响。而继发性狭颅症，即小头畸形，通常由于大脑发育滞后引起，常伴有智力低下的情况。

（1）矢状缝早闭：称舟状头畸形，头颅外形长而窄，呈"船形"。前囟通常已闭合，双顶径狭窄伴前额突出，枕部后突，沿着矢状缝可触及骨嵴。舟状头畸形是严重的颅面骨畸形。男性占80%。沿矢状缝常可触及骨嵴，这是狭颅症最常见的畸形，约占50%。

（2）双侧冠状缝早闭：称短头畸形，颅骨前后径短，并向两侧过度生长，呈短、宽、高头形。冠状缝闭合常伴有常染色体显性疾病Apert综合征和Crouzon综合征。女性略占多数。

（3）额缝早闭：又称三角头畸形，"子弹头样"前额。前额尖、有角、狭窄，前额中线有明显骨嵴。眼眶向前成角，导致两眼间距缩短，眼眶侧面后移。

（4）单侧冠状缝早闭：为前额斜头畸形，病变侧前额扁平，对侧正常冠状缝处前额外突。鼻子向对侧偏移。同侧耳朵向前、向下移位。受影响的眼眶变小。

（5）人字缝早闭：呈后枕斜头畸形，病变处枕骨扁平伴同侧额骨突出。

（6）矢状缝和冠状缝早闭：又称尖头畸形，呈"尖塔样头"。颅骨向顶端扩张生长，形成长长的、窄窄的呈尖顶或圆锥状外观。

（7）小头畸形：头形外观匀称，但头围狭小，比正常头围低2～3个百分点。由于颅脑生长异常缓慢，导致颅骨无法正常生长，所有骨缝趋于闭合，甚至完全闭合。

（三）狭颅症与小头畸形的诊断要点

原发性狭颅症的筛查可在新生儿早期作为新生儿体检的一部分，通过触摸骨缝和囟门来诊断。典型的狭颅症，除了有上述描述的各种畸形头颅外，在闭合的骨缝处可触及隆起的长条形骨嵴。头颅三维CT扫描，可以明确显示闭合的颅缝。小头畸形头颅狭小，骨缝闭合处平坦，无骨嵴隆起，有时局部骨缝可有重叠。小头畸形需做智力测定，评估智商。MRI检查能够了解有无脑发育异常，如灰质、白质病变、脱髓鞘病变等。

（四）狭颅症与小头畸形的治疗方式

狭颅症的早期诊断和及时处理对于预防颅脑生长异常、颅内压增高以及严重的颅面骨畸形至关重要。这类患儿的平均智商约为75分（范围为45～100分）。对于在6个月内接受手术矫治的狭颅症患儿，智商评分往往可以显著提高。

（1）矢状缝早闭：出生3个月内的患儿可行简单的矢状缝切开术。6个月以上者可行各种相关的颅骨整形手术。

（2）双侧冠状缝早闭：需早期治疗。将骨缝切开，眶上缘前移。额骨瓣重新塑形，并下降、后移。通常前额和脸面可以正常生长。6个月以后才手术的孩子在3～4岁时常需再次颅面整形术，以纠正因前颅窝未充分发育而引起的中颅面发育不全及外突畸形。

（3）额缝早闭：额骨拆下，额缝再造后和眶上缘一起重新排列。许多额缝早闭可不引起头颅畸形，则不需要手术治疗。

（4）单侧冠状缝早闭：前额颅骨切开术纠正单侧的额、眶畸形。

（5）人字缝早闭：有多种手术方法如双侧枕骨切开、骨边缘翻转整形、枕骨条状切开整形。

（6）矢状缝和冠状缝早闭：需要手术干预以利于颅脑生长防止颅内高压。不同部位的骨缝闭合采取相应的手术方法。

（7）小头畸形：对于智力落后的患儿，目前尚无有效的治疗方法使其智力恢复正常。颅骨整形手术对颅脑发育没有帮助；神经营养药物治疗是否有效，值得探讨；康复治疗对智力的改善有一定帮助。

八、脑积水的诊疗

脑积水指脑室系统内脑脊液积聚过多并引起脑室内压力增高。脑积水是一个临床总称，需具备3个要素：①脑脊液量增多；②脑室系统扩张；③脑室内压增高。

（一）脑积水的病因分型

在正常情况下，脑脊液的产生量与吸收量保持平衡。在下列3种情况下可造成脑脊液的产生和吸收不平衡引起脑积水：①脑脊液产生过多：除脑室系统内脉络丛乳头状瘤以外，脉络丛的弥漫性绒毛状增生是引起脑脊液产生过多的极为少见的原因。②脑脊液吸收障碍：颅内出血或中枢神经系统感染的患儿，出现颅底蛛网膜下腔粘连，导致蛛网膜颗粒对脑脊液吸收的减少，绝大多数脑积水是脑脊液吸收障碍所致。③脑脊液循环通道梗阻：为先天性或后天性因素所致，脑脊液循环通道梗阻有脑室内梗阻（非交通性脑积水）和脑室外梗阻（交通性脑积水）两种类型。根据病因，婴儿脑积水分为以下类型。

（1）先天性脑积水。先天性脑积水主要由各种畸形引起：①中脑导水管阻塞：由导水管狭窄或隔膜形成、导水管分叉、神经胶质增生所致，引起侧脑室和第三脑室扩张。②第四脑室正中孔或两个侧孔闭锁，引起全脑室系统扩张，特别是第四脑室。侧脑室室间孔闭锁，一侧室间孔闭锁引起单侧脑室积水，双侧室间孔闭锁则引起双侧脑室扩张。③小脑扁桃体下疝（Chiari畸形）和Dandy-Walker畸形：Chiari畸形第V型，由于第四脑室出口位置异常导致脑积水。Dandy-Walker畸形伴有脑积水的患儿出生时不存在脑积水，婴儿时也不明显，延迟出现脑积水原因尚不明确。④其他先天性畸形伴发脑积水：脊髓脊膜膨出可能伴发脑积水，尽管出生时脑室可能未扩大，但在手术修补后，常见脑室扩大的继发情况。这一现象可能与膨出组织切除后导致脑脊液吸收不足或脑脊髓膜炎引起蛛网膜下腔梗阻等因素相关。

（2）后天性脑积水。后天性脑积水的主要病因如下：①颅内出血：最常见于未成熟儿，足月儿颅内出血多因产伤或维生素K缺乏导致脑室内蛛网膜下腔出血造成导水管阻塞、狭窄或蛛网膜下腔粘连而发生脑积水。②颅内感染：细菌性、真菌性、病毒性、结核性感染引起的脑膜炎，都可造成炎性粘连和纤维化而发生脑积水。③颅内肿瘤：约20%儿童脑积水是占位病变所致，引起继发性脑积水最常见的病变是后颅窝肿瘤及第三脑室区肿瘤。此外罕见的Galan大脑大静脉瘤压迫中脑导水管亦可引起脑积水。

（二）脑积水的临床表现

由于婴儿颅骨骨缝尚未完全闭合，脑积水时头颅亦会呈现增大的情况，因此颅内压力增高的症状并不十分明显。重度脑积水患儿的外貌具有典型特征，头颅异常巨大，与躯干的比例失调。通过测量头围并将其与正常同龄婴儿的标准值进行比较，可以准确评估头围的增加程度。间隔一段时间，重复测量头围，更容易看出头部增大速度的不正常，额部突出、颅盖的头皮紧张发亮、头皮静脉扩张、前囟宽而饱满，将患儿竖起时，前囟不下凹，亦不见搏动。脑积水进一步发展，头部扣诊时能扣及颅骨缝裂开，头部叩诊时可闻及"破壶声"。脑积水压迫中脑顶盖部或由于脑干的轴性移位，产生眼肌麻痹综合征，即婴儿的眼球上视不能，眼球复转向下方，上部巩膜外露，即所谓的"日落征"。有时亦可向不同方向斜视或自发性眼球震颤。眼底检查往往存在视神经盘水肿及萎缩。虽然婴儿期未闭颅缝具有缓冲颅内压力的作用，但仍有限度。脑积水早期患儿常抓头、摇头、哭叫等，表示头部不适和疼痛，小儿运动功能和智力发育均无减退，晚期可出现锥体束征、痉挛性瘫痪等。

（三）脑积水的诊断要点

婴儿如果表现出典型的症状和体征，那么脑积水的临床诊断相对容易。对于头围异常增大或出现颅内压增高症状的患儿，应当怀疑可能存在脑积水，并需要进行系统性的检查。在了解病史时，需要特别注意是否有头部外伤或颅内感染性疾病的史料。

（1）头颅B超检查：是一种无创、安全的诊断方法。通过未闭的前囟，了解两侧脑室、第三脑室的大小，后颅窝的情况。超声检查可以确定脑室扩大程度，但B超超声图像对脑部结构性病损尚不能获得满意的检测结果。

（2）CT检查：为最常用的检查方法，可显示脑室扩大程度和脑皮质的厚度，以及有无其他颅内病变，并可用作追踪脑积水有无进展及其治疗效果评价。交通性脑积水时，脑室系统和枕大池均扩大。非交通性脑积水阻塞在导水管以上仅侧脑室和第三脑室扩大，而第四脑室正常；如阻塞在第四脑室出口，显示全脑室系统扩大，第四脑室扩大明显。导水管阻塞引起的脑积水，CT检查后应再行MRI检查，以明确是单纯性良性导水管狭窄所致还是CT不能发现的其他病变所引起。

（3）MRI检查：MRI采用轴位、冠状位和矢状位扫描，较CT能提供形态学结构方面更详细的病损变化，能准确地显示脑室、导水管和蛛网膜下腔各部位的形态、大小和是否存在狭窄。MRI可以更好地检测小的病变及脑室的解剖，但可能遗漏小的钙化。

（四）脑积水的治疗方式

脑积水的治疗应首选解除脑脊液循环通路梗阻，故手术治疗是唯一的选择。药物治疗包括使用多种利尿剂和渗透性药物如甘露醇等，只能暂时缓解症状。手术治疗主要方式为脑室分流和脑室镜下第三脑室造口术。脑室分流通过改变脑脊液的循环途径，将脑脊液分流到人体的体腔被吸收。手术需植入特制的分流管，有低、中、高压3种类型，在手术时经脑室测压后选择使用，可调压脑脊液分流管已在临床应用。

（1）侧脑室–腹腔分流术：适用于各种类型脑积水，是目前应用最广的术式。脑室引流管最好放置在额角，经颈部、胸壁皮下达腹部在剑突下正中做腹壁小切口，将导管引入腹腔。

（2）脑室–心耳分流术：该术式将脑脊液引流到心脏进入循环系统。在额角将脑室管插入侧脑室后，再做颈部切口，分离颈内静脉将远端导管插入右心耳。该术式弊端是较侧脑室一腹腔分流多，临床上小儿应用较少。

（3）脑室镜下第三脑室造口：适用于非感染性、非出血性梗阻性脑积水，该术式是替代植入性分流的首选治疗方法。切口选择中线外侧2.5～3cm，脑室镜导入侧脑室，识别Monro孔，脑室镜穿过此孔时看到乳头体，选择在乳头体和基底动脉的前方，漏斗隐窝和视交叉后方为穿通点，然后插入Fogarty气囊行裂隙内扩张。该术式的禁忌证包括：①第三脑室小，宽度不到3mm；②丘脑中间块巨大或第三脑室底小；③裂隙样侧脑室。

九、脑脓肿的诊疗

化脓性病原微生物侵入脑组织内形成的脓肿称为脑脓肿，主要病原体有各类细菌、真菌、寄生虫，后两者引起脑脓肿少见。

（一）脑脓肿的病因病理

脑脓肿可由多种原因引发，根据感染来源可分为以下几类：①直接来自邻近感染灶：以慢性化脓性中耳炎或乳突炎最为常见，称为耳源性脑脓肿，约占脑脓肿发病的48%。其中2/3位于颞叶，1/3位于小脑半球。慢性化脓性中耳炎通过颞骨的鼓室盖或岩部直接扩散至颅内，乳突感染可直接播散至颅内。由鼻窦炎引起的称为鼻源性脑脓肿，可因额窦、筛窦、蝶窦或上颌窦的炎症蔓延至颅内所致。②血源性脑脓肿：约占脑脓肿的30%，多因远处感染的微生物经血行播散到脑内形成。原发病灶为胸部化脓性疾病（脓胸、肺脓肿、支气管扩张等）引起的称为胸源性脑脓肿。由细菌性心内膜炎、先天性心脏病，特别是青紫型先心引起的称为心源性脑脓肿。青紫型先心存在右向左的分流造成长期低氧血症，血黏度升高，易造成腔隙性脑梗死，为细菌生长繁殖提供了良好环境。其他如皮肤疖痛、骨髓炎、牙周脓肿、膈下脓肿等均可血行播散到脑内。③损伤性脑脓肿：约占9%，由开放性颅脑损伤所引起，尤其易发生在硬脑膜有破损的开放伤。污染的碎骨片、异物进入颅内可将细菌带入。脑脓肿可发生在外伤后数周或数年后。④隐源性脑脓肿：此类脑脓肿原发感染灶不明显或隐蔽，未能发现。多为血源性，其病原体大都毒力低或机体抵抗力强，急性化脓性炎症期表现不明显。脑脓肿常见的致病菌有链球菌、金黄色葡萄球菌、变形杆菌、大肠埃希菌、肺炎球菌、铜绿假单胞菌等。也可以为混合性感染，同时需注意厌氧菌性脑脓肿，在做脓液培养时同时做厌氧菌培养。

脑脓肿的特点是脓腔大、壁薄，周围脑组织水肿明显。婴幼儿的脑脓肿常位于脑室周围的白质中，靠近脑室，加上脓肿壁薄弱，容易向脑室内破裂。儿童脑脓肿病理组织学特点上与成人的没有明显差别，一般将脓肿形成分为3个阶段。一是急性脑炎期：感染的局部出现白细胞浸润、水肿、渗出，血管外壁周围局限性炎性反应，血管栓塞出现软化坏死灶，中央有液化表现。二是化脓期：局限性液化区扩大，相互沟通形成大的液化腔，其中出现脓细胞。病灶周围或纤维细胞和神经胶质细胞增生，形成一个界限不清楚的一薄层炎症性肉芽组织，邻近脑组织水肿明显。三是包膜形成期：脓腔周围的成纤维细胞和神经胶质细胞形成的肉芽组织纤维化逐步形成脑脓肿包膜。但包膜形成的快慢不一，其取决于炎症的性质、机体的反应程度。一般感染后至少2周时间形成包膜。脑脓肿可单发或多发，单房或多房。脓肿大多发生于幕上，小脑脓肿占2%~14%；脑干脓肿更少见，为1%~3%。

（二）脑脓肿的临床表现

（1）颅内感染症状：早期表现如发热、头痛、呕吐、乏力、嗜睡困倦以及不同程度的意识障碍。在高热状态下，患者可能出现抽搐、颈部抵抗、阳性的直腿抬高试验以及脑膜刺激征象。进行腰椎穿刺时，可观察到正常或升高的脑脊液压力，并且血细胞计数可能增加。

（2）颅内占位性病变症状：由炎性化脓到形成脑脓肿，出现颅内压增高的一系列症状。患儿有头痛、呕吐和视盘水肿，如未及时诊断治疗，可因脑疝而死亡。婴幼儿表现为前囟饱满、头颅增大、频繁呕吐、意识障碍等。

（3）脑局灶定位症状：脑脓肿所在不同部位导致局灶定位症状，额叶脑脓肿时表现昏睡，颞顶叶出现失语、偏瘫，小脑出现步态不稳、运动失调、眼球震颤等。

（三）脑脓肿的诊断要点

（1）一般检查：病史中注意有无身体其他部位的感染灶及全身感染病史，有无发热、抽搐等症状。对于先前有中耳炎、鼻窦炎、先天性心脏病及开放性头颅外伤，后而出现颅内压增大者，均要考虑存在颅内感染的可能。此外体格检查时注意头颅中线部位有无皮肤窦道，皮肤窦道合并颅内皮样囊肿继发感染时亦可引起脑脓肿。

（2）实验室检查：外周末梢血液中白细胞数增高、血沉增快，腰穿脑脊液化验示白细胞数增多。

（3）头颅CT扫描：脑炎早期CT平扫显示病灶呈边界模糊的低密度区，增强扫描有时可有斑片状强化。脑炎后期病灶仍为低密度，周围有水肿，增强扫描可见病灶中心有强化。脓肿期CT平扫时病灶呈低密度可见密度稍高的环，增强扫描时该环明显强化，环中央的低密度区为脓液，无强化表现。脓肿可单房或多房，脓肿周围常有明显水肿伴占位效应。

（4）头颅MRI检查：在脓肿期占位病灶在T1加权像上为高信号，T2加权像上呈长T2高信号，周围有低信号壁围绕伴大范围脑水肿，增强扫描病灶呈环形强化，中央及周围水肿无强化。

（四）脑脓肿的治疗方式

随着诊断技术和抗感染药物的不断改进和提高，脑脓肿的死亡率已经显著降低。儿童脑脓肿在不同的炎症阶段和不同年龄段，需要采取具体针对性的治疗措施。

1. 非手术治疗方式

非手术治疗方式适用于颅内感染早期或经血液循环扩散的多发的小型脑脓肿。抗生素的选择基于对脑脓肿最常见致病菌的了解。鼻源性脓肿大多由链球菌所引起，可能存在β-内酰胺酶类病菌，选择甲硝唑和氯霉素。耳源性脓肿常由需氧和厌氧菌混合感染引起，选择多种抗生素联合治疗，如青霉素、甲硝唑、三代头孢。血源性脓肿有很多致病菌，使用覆盖革兰阴性需氧菌和厌氧菌的广谱抗生素，外伤后脓肿大多由金黄色葡萄球菌引起，选择万古霉素，抗生素的使用一般要持续4~6周。

2. 手术治疗方式

（1）穿刺抽脓术：适用于单发单房较大的脑脓肿。额顶颞叶脑脓肿，如婴儿囟门尚未闭合，可经前囟侧角对准脓腔穿刺抽脓。年龄较大的儿童，在CT定位下穿刺。在麻醉后，颅骨钻孔，插入脑针穿刺抽脓，抽吸的脓液做涂片检查、细菌培养和药物敏感试验。同时冲洗脓腔至无明显脓液，根据脓液性质，判断细菌种类，用适量抗生素冲洗液，冲洗后抽出多余液体，拔出脑针，缝合切口。

（2）置管持续引流：麻醉后，颅骨钻孔，用硅胶管穿刺到脓腔的中心，并将管固定在头皮上。抽取脓液做细菌培养、厌氧菌培养及药敏试验，同时冲洗脓腔，以后每日经导管冲洗或注入抗生素。复查CT，脓肿缩小，脓腔闭合，方可拔除引流管。

（3）脓肿切除术：适用于多发脑脓肿或经穿刺、置管不能治愈的脑脓肿，外伤性脑脓肿含有异物或碎骨片者。

第二节　儿科神经系统疾病的超声诊断

　　超声诊断技术在儿科神经系统疾病中的应用，尽管受到头骨的限制，但在某些特定的病理情况下，仍然展现出独特的优势。尤其是在早期诊断和动态监测中，超声为临床医生提供了宝贵的诊断信息。下面主要探讨儿童脑积水、脑血管病变以及颅内肿瘤和囊肿的超声诊断。

一、儿童脑积水的超声诊断

　　超声诊断技术是早期发现和随访管理脑积水的重要手段，在脑积水的诊断中，颅脑超声特别适用于颅骨尚未完全骨化的新生儿和婴儿。通过前囟门和其他开放的颅缝，超声波可以深入探查脑室系统的状态。这种方法能够提供有关脑室大小、形态和脑脊液流动情况的详细信息。一是脑室测量：超声通过二维图像或三维重建，可以精确地测量脑室的大小和形态变化。常见的测量指标包括侧脑室前角、三脑室和四脑室的宽度，这些数据可以帮助评估脑积水的严重程度和进展。二是动态监测：超声不仅用于初次诊断，还适用于随访监测。由于其非侵入性和操作简便，超声可以频繁用于监测脑室扩张的进展情况，评估治疗效果，如脑室–腹腔分流术后的状况。三是脑脊液动力学评估：通过彩色多普勒超声和脉冲多普勒技术，超声可以进一步评估脑脊液的流动动力学。这对于区分交通性和非交通性脑积水，以及判断分流手术后脑脊液循环的状态非常有帮助。尽管超声在儿童脑积水的诊断中有许多优势，但其也存在一定的局限性。对于颅骨已经完全骨化的儿童，超声无法深入探查，需要依赖其他影像学方法如CT或MRI。此外，超声图像的分辨率和质量也受到操作者经验和设备性能的影响，这可能导致诊断的准确性有所下降。

二、儿童脑血管病变的超声诊断

　　超声在早期发现和监测脑血管病变方面发挥着重要作用，尤其是在评估脑血流动力学和识别异常血管结构方面。儿童常见的脑血管病变包括动静脉畸形、动脉瘤、血管炎和脑梗塞等。每种病变在影像学上有不同的表现，超声可以通过直接观察和血流评估提供诊断线索。一是动静脉畸形（AVM）：这是由于动脉和静脉之间的异常连接导致的，常常表现为高流速、低阻力的血管结构。超声可以通过识别异常血流模式和测量流速差异来诊断AVM。二是动脉瘤：这是血管壁的局部扩张，多见于动脉的分叉处。超声可以通过多普勒效应评估动脉瘤的血流动力学特征，有助于确定其大小和破裂风险。三是血管炎：这是血管壁的炎症性病变，超声在评估血管壁增厚和血流改变方面具有优势，可以用于诊断和监测病变的进展。

超声在脑血管病变中的诊断应用包括：一是经颅多普勒超声（TCD）：这是评估脑血管病变的重要工具。TCD可以测量颅内大动脉的血流速度，评估血管狭窄或闭塞的程度。对于动静脉畸形，TCD能检测到异常高流速和低阻力的血流模式。二是高分辨率超声：用于检测颅外大动脉和颈动脉的结构变化。高分辨率超声可以详细显示动脉壁的厚度和病变情况，如斑块形成或血管内膜的增厚，帮助诊断颈动脉狭窄或动脉瘤。三是彩色多普勒超声：这种技术结合了常规B超和多普勒效应，可以同时显示血管结构和血流情况。对于儿童的脑血管病变，彩色多普勒超声可以提供精确的血流图像和动态评估。尽管超声在评估儿童脑血管病变方面具有重要作用，但它也有一定的局限性。首先，对于深部和小型血管病变，超声的分辨率可能不足，难以提供足够的细节。此外，颅骨的骨化程度也会影响超声波的穿透深度和图像质量。在这些情况下，需要结合其他成像技术，如MRI或CT，以获得更全面的诊断信息。

三、儿童颅内肿瘤和囊肿的超声诊断

超声技术对于儿童颅内肿瘤和囊肿，特别是对于开放的囟门和较浅的颅内病变，提供了一种无创和有效的评估手段。超声在颅内肿瘤和囊肿中的应用主要包括：一是通过前囟门的超声检查：对于新生儿和婴儿，开放的前囟门提供了一个直接观察颅内病变的窗口。超声可以通过这个窗口评估肿瘤或囊肿的大小、位置和形态特征。二是颅骨缝的超声检查：除了前囟门，超声也可以通过其他尚未完全骨化的颅骨缝进行检查，特别是对于颅后窝和中线结构的病变，能够提供宝贵的诊断信息。三是肿瘤和囊肿的特征性表现：不同类型的肿瘤和囊肿在超声图像上具有不同的表现。例如，囊性病变通常表现为无回声或低回声区，内部可能有液体的移动；而实性肿瘤则显示为高回声或混合回声区，有时伴有钙化。尽管超声在儿童颅内肿瘤和囊肿的初步评估中具有重要作用，但其在深部和复杂病变的诊断上存在局限性。随着儿童年龄的增长，颅骨的骨化会限制超声波的穿透深度和成像质量。因此，对于疑难病变和需要详细评估的情况，通常需要结合MRI或CT进行综合诊断。此外，超声图像的质量和诊断准确性也依赖于操作者的经验和设备的性能，这在一定程度上限制了其应用范围。

参考文献

［1］白合提尼沙·阿克阿吉，史宣富.彩色多普勒超声在小儿先天性心脏病中的临床诊断价值［J］.影像研究与医学应用，2019，（13）：148.

［2］陈筱菲，黄智铭.呼吸系统疾病的检验诊断［M］.北京：科学技术文献出版社，2014.

［3］陈玉松，汪琪.应用进化儿科学防治小儿泌尿系统疾病［J］.当代医学，2010，16（1）：26.

［4］程平，任艳玲，刘琴，等.膳食维生素A和体重的比值与儿童高血压的相关性［J］.中国学校卫生，2024，45（2）：267-272.

［5］达志海，梁殿哲.最新儿科疾病诊疗指南［M］.兰州：甘肃文化出版社，2017.

［6］董丽娟，陈瑾，王莉.过敏性紫癜肾炎与肠道菌群的研究进展［J］.实用医院临床杂志，2023，20（1）：156.

［7］付红敏，聂文莎.儿童重症肺炎的早期识别［J］.中国实用儿科杂志，2018，33（9）：691-695.

［8］高玉.临床儿科疾病诊治［M］.北京：科学技术文献出版社，2019.

［9］巩纯秀，秦淼，武翔靓，等.儿科内分泌医生对性发育异常患儿的评估和管理［J］.中国循证儿科杂志，2014，9（2）：141.

［10］何玉华.急性盆腔炎治疗与护理［J］.健康必读，2018（17）：154.

［11］侯利.儿科呼吸系统疾病临床诊断与治疗［M］.天津：天津科学技术出版社，2013.

［12］黄健源.超声临床新思维［M］.南宁：广西科学技术出版社，2020.

［13］黄卫华.浅谈常见儿科消化系统疾病的临床检验［J］.临床医药文献电子杂志，2015，2（27）：5632.

［14］季坚卫.当代儿科诊疗研究［M］.南昌：江西科学技术出版社，2018.

［15］江剑民，沈慧玲，林翠玉，等.院间转运儿科神经系统疾病流行病学分析［J］.广州医药，2017，48（5）：46-49.

［16］蒋艳.现代临床妇产与儿科疾病诊疗［M］.青岛：中国海洋大学出版社，2020.

［17］李柏，杨晓泉，覃小萍，等.动态脑电图在儿科神经系统疾病中的诊断价值［J］.中国现代医生，2013，51（6）：110-111.

［18］李秋平，刘敬，孔祥永，等.欧洲早产儿呼吸窘迫综合征管理指南（2013）介绍及解读［J］.中华实用儿科临床杂志，2013，28（24）：6.

［19］李熙鸿.儿童重症肺炎诊断标准的优缺点［J］.中华实用儿科临床杂志，2017，32（6）：408-411.

［20］李峥.小儿呼吸衰竭的诊治［J］.中国临床医生杂志，2012，40（7）：23.

［21］梁小华，安曦洲.强化儿童青少年高血压防治策略研究［J］.中国学校卫生，2023，44（10）：1443.

［22］刘敬，曹海英，程秀永.新生儿肺脏疾病超声诊断学［M］郑州：河南科学技术出版社，2013.

［23］吕清.儿科消化系统疾病的用药特点［J］.中国医药指南，2019，17（26）：147.

［24］师翠云.小儿支气管肺炎的临床诊治新进展［J］.中国医药导报，2013，10（8）：24.

［25］万忆春.实用儿科疾病诊疗精要［M］.长春：吉林科学技术出版社，2018.

［26］王小川.小儿脑电图在儿科神经系统疾病中应用研究进展［J］.中国保健营养（中旬刊），2014（6）：3454-3455.

［27］王艳.实用儿科疾病诊疗技术［M］.长春：吉林科学技术出版社，2017.

［28］王燕.临床用药与儿科疾病诊疗［M］.长春：吉林科学技术出版社，2019.

［29］杨书婷.进行性肌营养不良的最新诊疗与评估进展［J］.国际儿科学杂

志，2020，47（2）：87.

［30］于波.儿科急危重症护理指南［M］.长春：吉林科学技术出版社，2020.

［31］张姣姣.儿科呼吸疾病诊断与治疗［M］.汕头：汕头大学出版社，2018.

［32］张兰华.实用儿科疾病治疗与护理［M］.天津：天津科学技术出版社，2019.

［33］张小丽，李普楠，张中华.超声诊断学［M］.北京：中国纺织出版社，2021.

［34］张振乾，陈可欣，严向明，等.儿童处女膜闭锁的临床特征及诊疗策略［J］.临床小儿外科杂志，2022，21（3）：278-282.

［35］赵娟.小儿脑电图在儿科神经系统疾病中应用研究进展［J］.养生保健指南，2016（44）：5.

［36］赵依娜.急性坏死性肠炎儿科治疗［J］.中国伤残医学，2013，21（3）：119.

［37］周华.儿科消化系统疾病用药的特点［J］.中国临床医生，2006，（2）：16-20.